Sanfte Wege zur Gesundheit

Reflexzonentherapie

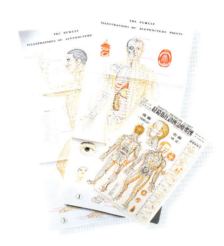

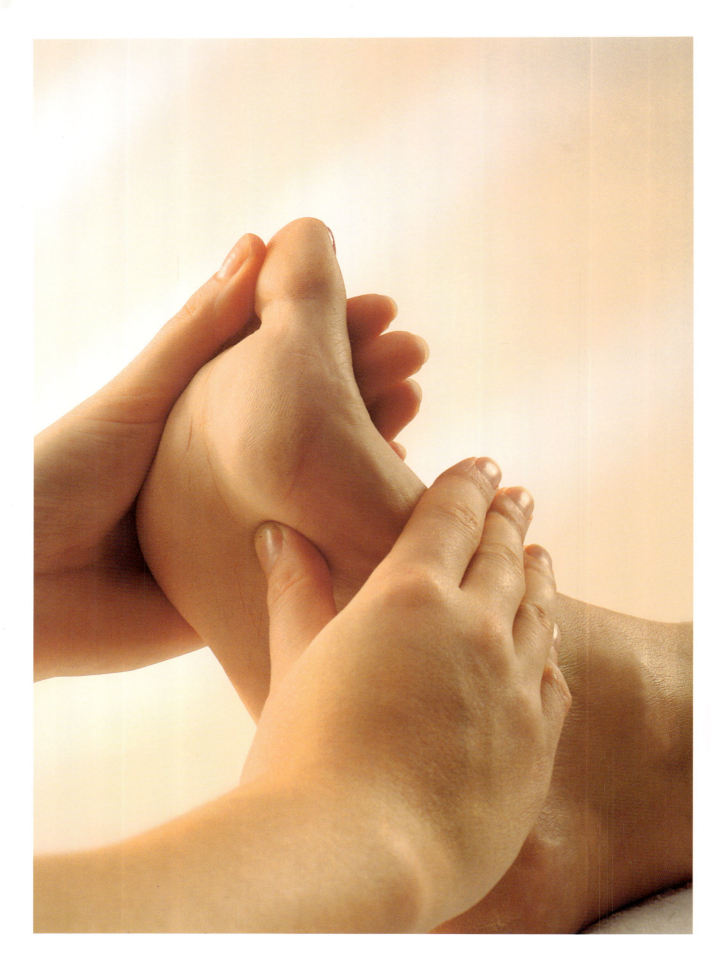

Sanfte Wege zur Gesundheit
Reflexzonentherapie

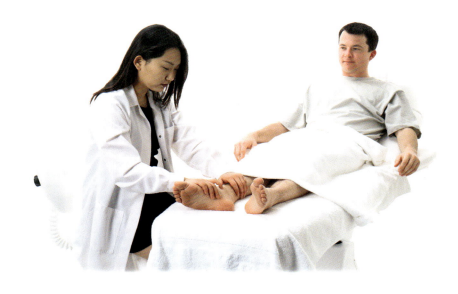

Beryl Crane

KÖNEMANN

Originalausgabe © Element Books Limited 1998
Shaftesbury, Dorset, SP7 8BP
Text, Diagramme und Massagetechniken © Beryl Crane

Originaltitel: *Reflexology – An Illustrated Guide*

THE BRIDGEWATER BOOK COMPANY
Grafik: Kevin Knight
Design: Jane Lanaway, Chris Lanaway
Projektleitung: Anne Townley
Redaktion: Caroline Earle
Fotografie: Lynda Marshall

©1999 für die deutsche Ausgabe:
KÖNEMANN VERLAGSGESELLSCHAFT MBH,
Bonner Straße 126, D-50968 Köln
Übersetzung aus dem Englischen:
Gertraud Hartl für GAIA Text, München
Lektorat: Carmen Schafft und Peter Scheiner
für GAIA Text, München
Redaktion und Satz: GAIA Text, München

Projektkoordination: Sylvia Hecken
Herstellungsleitung: Detlev Schaper
Assistenz: Ursula Schümer
Druck und Bindung: Sing Cheong Printing Co., Ltd.
Printed in Hong Kong, China

ISBN 3-8290-1500-3
10 9 8 7 6 5 4 3 2 1

Hinweis des Herausgebers

Die in diesem Buch gegebenen Informationen können keinesfalls eine fachmännische Diagnose oder Behandlung ersetzen. Bei ernsten Erkrankungen oder in Zweifelsfällen ist ein Arztbesuch dringend anzuraten.

Dieses Buch, einschließlich aller seiner Teile, ist urheberrechtlich geschützt. Vervielfältigungen, Übersetzungen, Mikroverfilmungen sowie die Einspeicherung und Verarbeitung in elektronischen Systemen bedürfen der schriftlichen Zustimmmung des Verlags.

Danksagung

Besonderer Dank gilt:

Clara Bayes, Joseph Harding, Kay Macmullan, Julie Whitaker,
Carlton Professional, Steyning

Bildquellenverzeichnis:

Ancient Art & Architecture Collection: 23 r.
Bayly School of Reflexology, Whitbourne, Worcs.: 16 o.
Bridgeman Art Library: 11 o., 28 o.
Dwight Byers, Ingham Publishing, St. Petersburg, Florida: 15 o.
Hutchison Library: 26 o.
Image Bank: 10 o. l., 18 M.
Images Colour Library: 27 M., 78 r., 79, 86 u.
Science Photo Library: 17 o., 18 u., 82
Werner Forman Archive: 10 M.

Inhalt

Vorwort	6
Zur Benutzung dieses Buches	7
Was ist Reflexzonentherapie?	8
Ursprünge der Reflexzonentherapie	10
Die ersten Reflexzonentherapeuten	14
So wirkt Reflexzonentherapie	18
Der ganzheitliche Ansatz	24
Grundtechniken	32
Einleitende Entspannungssequenz	38
Behandlung der Füsse und Hände	44
Aurikulare Therapie (Behandlung am Ohr)	62
Behandlung von Gesicht und Kopf	68
Übungen für Füsse, Hände und Rücken	74
Behandlung allgemeiner Beschwerden	78
Spezielle Problembereiche	114
Der Besuch bei einem Reflexzonentherapeuten	126
Anhang 1 Reflexzonenkarten	130
Anhang 2 Die chinesischen Meridiane	136
Literaturverzeichnis/ Nützliche Adressen	141
Register	142

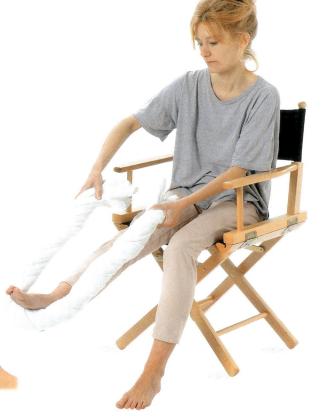

Vorwort

Der Tastsinn ist sehr wichtig für uns. Instinktiv benutzen wir ihn, um andere zu beruhigen, Schmerzen zu lindern, ein weinendes Kind zu trösten oder einen Freund, der an Körper oder Seele leidet. Die Reflexzonentherapie ist eine systematische Erweiterung ganz natürlicher Berührungen. Heilung durch Berührung ist so alt wie die Menschheit selbst. Druck oder Massage (das Wort stammt aus dem Arabischen und bedeutet »fühlen« oder »abtasten«) war schon immer ein Mittel zur Wiederherstellung von Gesundheit und Leistungsfähigkeit.

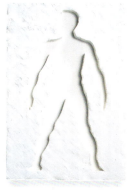

Reflexzonentherapie stimuliert den körpereigenen inneren Heilungsprozeß.

Es gibt viele verschiedene Berührungs- und Massagetechniken, sie alle beruhen aber auf dem gemeinsamen Prinzip, daß für eine gute gesundheitliche Verfassung die ineinandergreifenden Abläufe im Körper in einem ausgewogenen und fließenden Zustand sein müssen. Wenn dieser Fluß behindert ist, tritt Stagnation ein und ein bestimmter Bereich gerät aus dem Gleichgewicht. Durch Berührung kann das Nervensystem stimuliert und so der natürliche und ausgewogene Zustand wiederhergestellt werden.

Die Reflexzonentherapie ist eine Technik, bei der Druck auf bestimmte Stellen auf der Haut, vor allem an Händen und Füßen, ausgeübt wird. Sie ist eine sanfte, natürliche Behandlungsweise, die einen tiefen Entspannungszustand hervorruft und die im Alltag auftretenden Spannungen, Beklemmungen und Verstimmungen löst. Zusätzlich aktiviert sie den inneren Selbstheilungsprozeß des Körpers. So werden auf natürliche Weise im Laufe der Zeit viele gesundheitliche Probleme gelindert und ein anhaltend positiver Gesundheitszustand erreicht. Die Kombination von Behandlung und Entspannung ist sehr wirksam und bildet in Verbindung mit Beratung und Hinweisen für gesunde Ernährung ein vollständiges, ganzheitliches Gesundheitsprogramm.

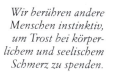

Wir berühren andere Menschen instinktiv, um Trost bei körperlichem und seelischem Schmerz zu spenden.

Zur Benutzung dieses Buches

Der erste Teil des Buches liefert eine kurze Übersicht über die Grundlagen und Lehren der Reflexzonentherapie sowie einem Rückblick auf ihre Entwicklung seit ihren Anfängen in den Massage- und Drucktechniken alter Kulturen. Dann untersuchen wir anhand des Nervensystems die Wirkungsweise der Reflexzonentherapie und zeigen, wie sie in ein modernes, ganzheitliches und selbstbestimmtes Gesundheits- und Lebenskonzept paßt, zu dem auch gesunde Ernährung und körperliche Bewegung gehören.

Der Abschnitt über die praktische Anwendung der Reflexzonentherapie beschreibt zunächst die grundlegenden Druck- und Grifftechniken und Stützhaltungen. Eine typische Sitzung beginnt mit einleitenden Entspannungsübungen, um die Glieder vor der Druckbehandlung zu lockern. Diese Technik wird im nächsten Abschnitt näher erläutert.

Die Grundlage der Reflexzonentherapie ist die Behandlung von Füßen und Händen. Beide erhalten eine komplette Massage, die sich auf alle Körperfunktionen auswirkt. In den letzten Jahren haben viele Reflexzonentherapeuten in die Massage auch Meridiane aus der chinesischen Akupunktur einbezogen. Diese besonderen Zonen an Ohr und Kopf werden in einem eigenen Abschnitt vorgestellt.

Ein ausführliches Kapitel befaßt sich mit Selbsthilfebehandlungen bei allgemeinen Beschwerden und mit besonderen Behandlungszonen für Frauen, Männer, Kinder und Senioren. Hier finden Sie jeweils Hinweise zu den einzelnen Reflexpunkten und zusätzliche Ratschläge wie Ernährungstips und nützliche Vorschläge für körperliche Übungen.

Sie sehen, wie sich die Praxis der Reflexzonentherapie ursprünglich aus den Behandlungstechniken alter Kulturen entwickelt haben könnte.

In diesen Kästen wird die Philosophie der modernen Reflexzonentherapie erklärt.

Der Haupttext blickt in die Geschichte der Reflexzonentherapie seit der Zeit der alten Ägypter.

Genaue Behandlungsanweisungen, um eine optimale therapeutische Wirkung zu erzielen.

Anhand von Fotos werden Schritt für Schritt viele Griffe und Techniken der Reflexzonenbehandlung demonstriert.

Große Farbfotos zeigen Einzelheiten des Fußes und die jeweiligen Reflexzonen.

In detaillierten Abbildungen werden die grundlegenden Techniken der Reflexzonenbehandlung von Händen, Füßen und Ohren aufgezeigt.

Was ist Reflexzonentherapie?

Der Druck kann auf Hände, Füße oder Ohren ausgeübt werden.

In der Reflexzonentherapie wird Druck auf die Reflexzonen der Hände, Füße und Ohren ausgeübt. Die Behandlung beruht auf der Annahme, daß die Reflexzonen in Verbindung mit den inneren Organen und Drüsen stehen, die sich an Händen und Füßen wie auf einer Landkarte des Körpers widerspiegeln. Druck oder Berührung der Reflexzonen kann so auf den gesamten Organismus wirken und die Funktion der betroffenen Organe (zum Beispiel Ausschüttung eines Hormons oder Verdauungsenzyms) stimulieren. Die Therapie unterstützt damit die Selbstheilung und trägt zu körperlichem und geistigem Wohlbefinden bei.

Die Reflexzonenlehre, deren Entwicklung bis an den Beginn des 20. Jahrhunderts zurückgeht, teilt den Körper in 10 Längszonen ein, jeweils fünf auf jeder Körperhälfte. Diese Zonen führen von den Zehen zum Kopf und von dort zu den Fingern und dem Daumen (oder umgekehrt). Die erste Zone erstreckt sich vom großen Zeh bis zur Kopfmitte und von dort zum Daumen, die zweite Zone läuft vom zweiten Zeh zum Kopf und von dort zum Zeigefinger und so weiter. Wenn Druck auf die Reflexzonen der Füße oder Hände ausgeübt wird, beeinflußt das auch die Organe, die innerhalb dieser Zone liegen. So wirkt Druck auf den Daumen oder den großen Zeh auf die innere Struktur innerhalb der ersten Zone und lindert Schmerzen, die irgendwo von diesem Bereich ausgehen. Das gleiche gilt auch für die anderen Zonen.

In der Reflexzonentherapie werden auch die Füße und Hände in weitere vier quer laufende Abschnitte unterteilt. Der erste Abschnitt erstreckt sich von den Spitzen bis zu den Wurzeln der Zehen und Finger und steht mit dem Nacken und dem darüberliegenden Bereich in Verbindung, er liegt auf der sogenannten Nackenlinie. Der zweite Abschnitt liegt unterhalb dieser Linie; zu ihm gehören die Fußballen und die weichen Ballen am Fingeransatz. Sie stehen in Verbindung mit den Organen im Brustraum und sind durch die sogenannte Zwerchfellinie miteinander verbunden. Der dritte quer laufende Abschnitt bezieht sich auf den Bauchraum und entspricht einer gedachten Linie, die von der Ausbuchtung der Außenseite des Fußes (anatomisch ist das der fünfte Metatarsus oder Mittelfußknochen) und der Hand bis zur Haut zwischen dem Daumen und dem Zeigefinger reicht. Dies ist die sogenannte Taillenlinie. Der vierte quer laufende Abschnitt, die Beckenlienie, erstreckt sich von der Taillenlinie ausgehend nach unten zum Fuß bis zur Ausbuchtung auf der Seite des Fußknöchels und folgt an der Hand einer Linie, die in der Höhe des fleischigen Daumenansatzes um das Handgelenk herumführt.

Die Reflexzonentherapie will auf die Energiebahnen in diesen Zonen

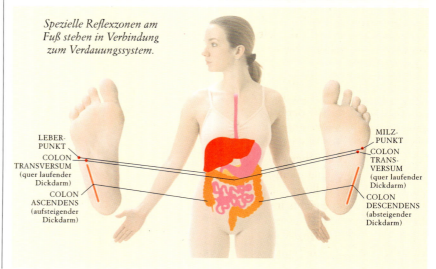

REFLEXZONEN DES VERDAUUNGSSYSTEMES

Spezielle Reflexzonen am Fuß stehen in Verbindung zum Verdauungssystem.

LEBERPUNKT
COLON TRANSVERSUM (quer laufender Dickdarm)
COLON ASCENDENS (aufsteigender Dickdarm)
MILZPUNKT
COLON TRANSVERSUM (quer laufender Dickdarm)
COLON DESCENDENS (absteigender Dickdarm)

WAS IST REFLEXZONENTHERAPIE?

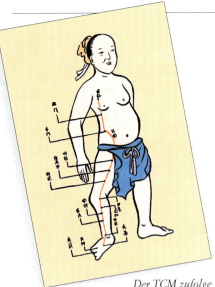

Der TCM zufolge laufen die Meridiane durch den ganzen Körper.

KÖRPERZONEN

Die Reflexzonentherapie teilt den Körper in zehn längslaufende Zonen, die von den Zehenspitzen bis zum Kopf und von dort in die Fingerspitzen oder umgekehrt führen. Bestimmte Zonen sind durch Energiefluß miteinander verbunden.

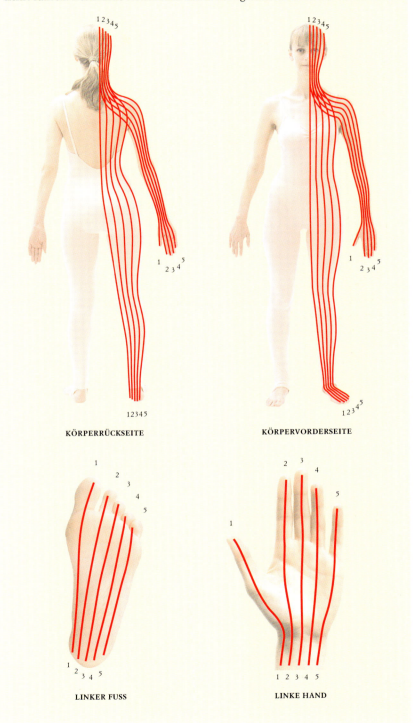

KÖRPERRÜCKSEITE

KÖRPERVORDERSEITE

LINKER FUSS

LINKE HAND

einwirken. In den letzten Jahren haben die Reflexzonentherapeuten allmählich auch die Akupressurtechnik der traditionellen chinesischen Medizin (kurz: TCM) in ihre Arbeit integriert. Obwohl die Reflexzonentherapie eher auf dem Konzept der Zonen als auf der Meridianenlehre der TCM basiert, werden bei der Behandlung der Reflexzonen zwangsläufig auch viele der bekannten Akupressurpunkte berührt *(siehe* Anhang 2, Seite 136). Beide Behandlungsweisen gehen davon aus, daß durch Einwirkung auf bestimmte Stellen eine heilende Wirkung in anderen Körperbereichen ausgelöst wird. Die Meridianlehre der TCM wird in diesem Buch später erläutert *(siehe Seite 11).*

Durch Abtasten (Palpation) oder unterschiedlich starken Druck auf die Reflexzonen stellt der Therapeut zunächst fest, in welchem Bereich des Organismus Blockaden oder ein gewisses Ungleichgewicht herrschen. Mit der Behandlung trägt er zur Wiederherstellung des natürlichen Gleichgewichts im Körper bei und regt dabei den körpereigenen Heilungsprozeß an, der dann seinem eigenen Tempo gemäß wirken kann.

9

REFLEXZONENTHERAPIE

Ursprünge der Reflexzonentherapie

Die Wurzeln der Reflexzonentherapie findet man in vielen verschiedenen Kulturen, von den Gräbern der alten Ägypter bis zu den frühesten Aufzeichnungen der traditionellen chinesischen Medizin. Uralte Drucktechniken zur Schmerzlinderung waren damals weit verbreitet. Die Annahme, daß die uns bekannte Reflexzonentherapie bis ins Altertum zurückreicht und zum Geheimwissen der Chinesen und Ägypter zählte, ist allerdings unbewiesen.

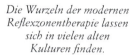

Die Wurzeln der modernen Reflexzonentherapie lassen sich in vielen alten Kulturen finden.

MITTELMEERRAUM

Die Kunst und Technik der Massage und Druckbehandlung des Körpers stammt vor allem aus Griechenland, Rom, Nordafrika und der Arabischen Halbinsel. Sie reicht Tausende von Jahren zurück und ist für ihre tiefgehende und heilende Wirkung auf den Patienten bekannt. Der berühmte, als »Vater der Medizin« bezeichnete griechische Arzt Hippokrates (etwa 460–377 v. Chr.) sprach bereits von den Möglichkeiten der Reibung und Massage zur Linderung von Schmerzen in den Gelenken.

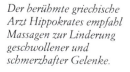

Der berühmte griechische Arzt Hippokrates empfahl Massagen zur Linderung geschwollener und schmerzhafter Gelenke.

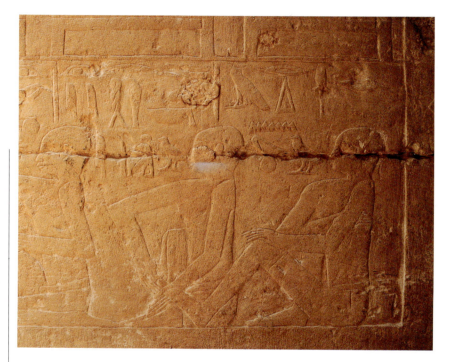

Im alten Ägypten wurden Massage und Druckbehandlung zur Schmerzlinderung eingesetzt.

ÄGYPTEN

Auch im alten Ägypten wurden tägliche Massagen angewandt. In einem der altägyptischen Gräber fanden sich die ersten Beschreibungen von Behandlungen an Zehen und Fingern. In der Grabstätte »Ankhm'ahor« in Saqqara, als »Grab des Arztes« bekannt und zur Sechsten Dynastie (2423–2263 v. Chr.) gehörend, wird vermutlich eine Reflexzonentherapie dargestellt. Ein Relief zeigt eine Massage an Fuß oder Bein und Schulter. Dies könnte ein Hinweis darauf sein, daß in Verbindung mit einer Massage der Beine und des Rückens an Händen und Füßen eine Form von Druck- oder Reflexzonentherapie angewandt wurde.

10

CHINA

Das traditionelle medizinische System der Chinesen, allgemein als TCM bekannt, beruht auf uralten Beobachtungen und praktischen Erfahrungen. Einzeldisziplinen sind: die Kräutermedizin, Moxubustion (Erhitzung bestimmter Körperbereiche mit Hilfe von brennenden Stäbchen aus gerollten Kräutern), Akupunktur mit Nadeln, Akupressur, Daumen- und Fingerpressur, Massage und Qigong (»chi kung« ausgesprochen – eine heilsame Übungstechnik aus langsamen Bewegungen, Atmung und geistiger Konzentration). All diesen Methoden liegt eine gemeinsame Lehre zugrunde. Sie beruht auf dem Prinzip von »Qi« oder »Chi«, was unter anderem »Lebenskraft«, »innere Lebensenergie«, »Luft« und »Atem« bedeutet. Qi ist lebenswichtig, und ein Mangel an Qi oder ein Ungleichgewicht (ausgelöst durch eine Blockade in einem Körperteil) wird als die eigentliche Ursache von Krankheiten angesehen. Alle TCM-Methoden streben die Auflösung von Qi-Blockaden und eine Wiederherstellung seines natürlichen Flusses an.

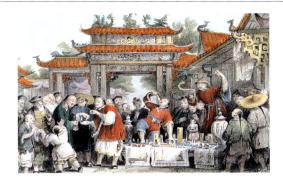

TCM ist eine uralte Behandlungsweise, die Tausende von Jahren zurückreicht.

YIN UND YANG

Ein weiteres grundlegendes Konzept der TCM Philosophie ist Yin und Yang, zwei universelle Prinzipien der Polarität. Yin ist das Prinzip der Weiblichkeit, Dunkelheit, Nacht, Kälte, Weichheit, Empfänglichkeit, des Abstiegs, der Innerlichkeit. Yang dagegen ist das gegensätzliche Prinzip der Männlichkeit, des Lichts, des Tags, der Hitze, Härte, Aktivität, des Aufstiegs, der Äußerlichkeit. Diese beiden Prinzipien sind zwar Gegensätze, sie ergänzen sich jedoch auch und sind voneinander abhängig. Die ideale Balance zwischen den beiden Polen, dem negativen und dem positiven, ist notwendig für die Erhaltung der Gesundheit. Der gleiche Grundsatz findet auch in der Reflexzonentherapie Anwendung. Innerhalb des Körpers sind die hohlen Organe und ihre entsprechenden Kreislauf- und Verteilersysteme – zum Beispiel der Magen (Organ) mit dem Verdauungstrakt (Verteilersystem) – Yang zugeordnet, die festen Organe gehören zu Yin. Die Yang-Organe sind für die Umwandlung und den Transport von Substanzen zuständig, die dem Körper zugeführt wurden. Die Yin-Organe dagegen speichern die Substanzen. Zu den Yang-Organen gehören der Magen, der Dünndarm, der Dickdarm, die Blase, die Gallenblase und der Dreifacherwärmer (ein Meridianpunkt, der später genauer bestimmt wird). Die Yin-Organe sind das Herz, die Leber, die Milz, die Lungen, die Nieren und das Perikard (Herzbeutel). Die „Organe" der TCM stimmen nicht mit den anatomischen überein.

YIN/YANG-SYMBOL

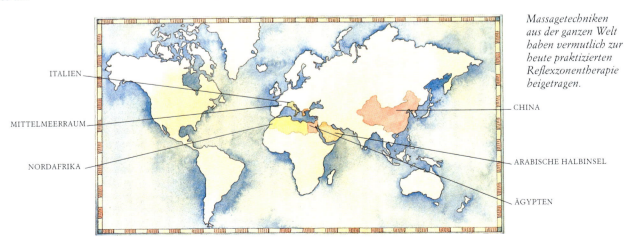

Massagetechniken aus der ganzen Welt haben vermutlich zur heute praktizierten Reflexzonentherapie beigetragen.

DIE MERIDIANE

Das Prinzip von Qi führte zu der Lehre von den Meridianen. Die Chinesen verwenden zur Veranschaulichung der Zirkulation von Qi im Körper oft das Bild von klarem, stillem Wasser. Demnach sind die Meridiane die Kanäle, durch die Qi wie Wasser durch den Körper fließt. Daraus entwickelte sich das Konzept der Qi-»Speicher«, auf die man in Streß-Situationen zurückgreifen kann. Menschen mit großen Qi-Reserven haben mehr Widerstandskraft. Wenn der Fluß von Qi blockiert ist, können Gifte im Körper nicht zu den Ausscheidungsorganen transportiert werden (dieser Zustand ist in der TCM unter dem Begriff »pathogene Faktoren« bekannt). Die daraus resultierende Wirkung ist mit einer Anhäufung von Schutt in einem stillstehenden Gewässer vergleichbar, ein Zustand, der unweigerlich zu Krankheiten führt. Entlang der Meridiane befinden sich bestimmte Punkte, über die der Fluß von Qi besonders effektiv wieder in Gang gebracht und ausgeglichen werden kann, die sogenannten »Akupunkturpunkte« (oder Akupunkte). Diese Punkte wirken wie eine Schleuse; der Behandelnde kann so die Menge von Qi in einem bestimmten Meridian je nach Erfordernis regulieren.

Jedes der vorher erwähnten Organe *(siehe Seite 11)* ist einem Meridian zugehörig. Diese 12 »Organmeridiane« werden Yin oder Yang zugeschrieben, je nachdem, von welchem Organ sie ausgehen und mit welchem sie verbunden sind. Sechs von ihnen (drei Yin und drei Yang) verbinden die Finger und den Oberkörper, darunter die drei Yin-Meridiane (Lunge, Herz, Perikard), die von der Brust abwärts zu den Fingern

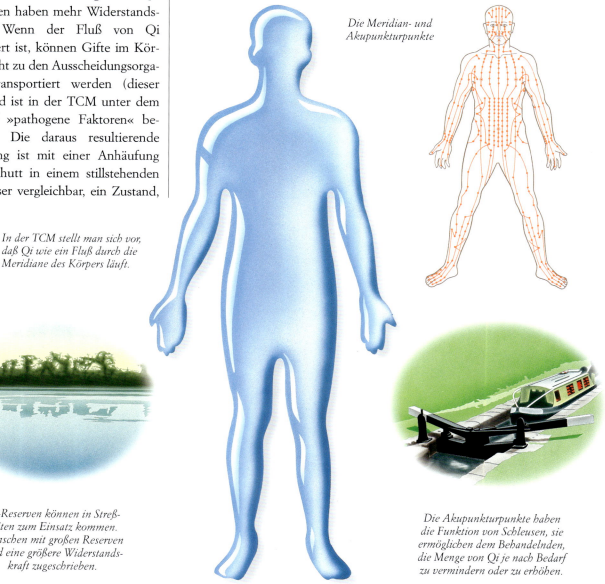

In der TCM stellt man sich vor, daß Qi wie ein Fluß durch die Meridiane des Körpers läuft.

Die Meridian- und Akupunkturpunkte

Qi-Reserven können in Streßzeiten zum Einsatz kommen. Menschen mit großen Reserven wird eine größere Widerstandskraft zugeschrieben.

Die Akupunkturpunkte haben die Funktion von Schleusen, sie ermöglichen dem Behandelnden, die Menge von Qi je nach Bedarf zu vermindern oder zu erhöhen.

führen, während die drei Yang-Meridiane (Dickdarm, Dünndarm, Dreifacherwärmer) von den Fingern zum Gesicht nach oben reichen. Weitere sechs Meridiane (wiederum drei Yin und drei Yang) verbinden die Zehen mit dem Oberkörper. Die Yin-Meridiane (Leber, Milz und Niere) laufen von den Zehen nach oben zum Brustbereich, während die Yang-Meridiane (Magen, Blase und Gallenblase) vom Gesicht nach unten zu den Zehen abwärts führen. Zusätzlich dazu existieren noch andere Kanäle, die für eine allgemeine Regulierung sorgen und als »Speicher« von Qi fungieren. Sie werden als »Gefäße« bezeichnet. Zu den zwei der bekanntesten Gefäße gehört zum einen das Lenkergefäß (Yang). Es läuft am Rückgrat entlang nach oben über den Kopf bis zum Gaumen und regelt die Yang-Meridiane. Das zweite ist das Konzeptionsgefäß (Yin), das an der Vorderseite des Körpers bis zum Unterkiefer führt und die Yin-Meridiane reguliert und ausgleicht. Ausführliche Übersichtskarten der Meridiane finden Sie am Ende des Buches (*siehe* Anhang 2, Seite 136).

Jedes der inneren Organe kann über die Punkte der entsprechenden Meridiane behandelt werden. Außerdem wird den Anfangs- und Endpunkten der Meridiane ein relativ starker Einfluß zugeschrieben. Die besondere Wirksamkeit der Behandlung von Füßen, Händen und Kopf ist sofort erkennbar; diese Erfahrung ist vollkommen im Einklang mit der Reflexzonenlehre.

Neben den oben genannten Bereichen hat die Behandlung der Ohren in China eine lange Tradition.

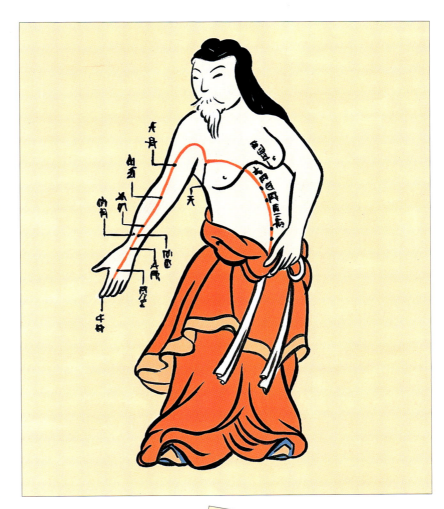

In der TCM ist jedes Organ des Körpers einem Meridian und der Yin- oder Yang-Energie zugehörig.

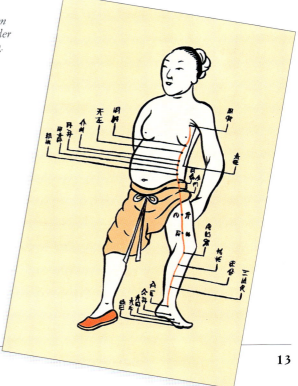

Die ersten Reflexzonentherapeuten

Obgleich faszinierende Parallelen zu den ersten Drucktherapien bestehen, hat sich die Reflexzonentherapie ganz eigenständig entwickelt. Die präzise moderne Methode der heutigen Reflexzonentherapie geht auf die Erforschung der Nervenreflexe vor über 100 Jahren zurück. Sie gründet sich auf Entdeckungen, die im späten 18. Jahrhundert in Europa und Amerika gemacht wurden.

Das 19. Jahrhundert war eine fruchtbare Zeit der Entdeckungen. Ärzte und Wissenschaftler begannen damals, abnorme Fußreflexe zu untersuchen, die gesunde Menschen nicht nicht zeigten. Man fand heraus, daß diese Abweichungen auf einen bestimmten geschädigten oder fehlenden Nerv oder Nervenstrang hinwiesen. Das trug zu weiteren wissenschaftlichen Erkenntnissen über das Nervensystem bei, denn anhand der Reflexe läßt sich der Verlauf der Nervenbahnen im Körper nachvollziehen. Dieser Zusammenhang beruht darauf, daß Druck auf besondere Hautregionen bestimmte Nervenreflexe stimuliert und in der Folge eine Meldung an bestimmte Gehirnbereiche bewirkt.

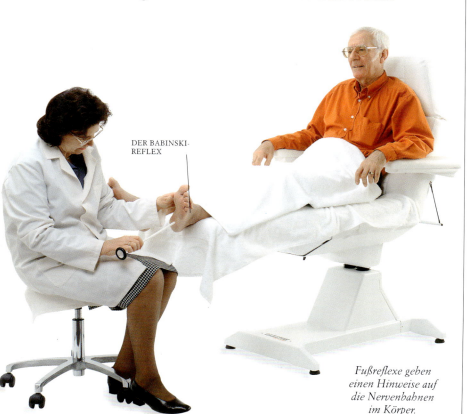

DER BABINSKI-REFLEX

Fußreflexe geben einen Hinweise auf die Nervenbahnen im Körper.

WILLIAM FITZGERALD (1872–1942)

Die heute bekannte Reflexzonentherapie kommt aus der Zonentherapie, die von Dr. William Fitzgerald M.D. aus Hartford, Connecticut entwickelt wurde. Er war ein hervorragender amerikanischer Arzt, der an der Universität von Vermont 1895 promovierte und zuerst am Boston City Hospital und 1902 dann am Central London Ear, Nose, and Throat Hospital (E.N.T., Hals-, Nasen- und Ohrenklinik) in England tätig war. Später arbeitete er an einer Hals-, Nasen- und Ohrenklinik in Wien zusammen mit Professor Politzer und Professor Otto Chiari, die zu jener Zeit in Fachkreisen sehr bekannt waren. Anschließend war er mehrere Jahre als Chefarzt für Hals-, Nasen- und Ohrenkrankheiten am St. Francis Hospital, Hartford, Connecticut tätig. In dieser Zeit entwickelte er seine »Zonentherapie«, wie sie damals in der Medizin genannt wurde.

Dr. Fitzgerald hat in seinen Aufzeichnungen nicht erwähnt, wie er zu dem Konzept der »Zonentherapie« fand. Eine Theorie besagt, daß er während seiner Arbeit entdeckte, daß fester Druck auf bestimmte Stellen an Zehen und Händen oder anderen Körperteilen eine Art von Lokalanästhesie hervorrief. Diese Betäubung war stark genug, um damit kleine Operationen an Nase oder Hals ohne den Gebrauch von Kokain oder einem anderen örtlichen Betäubungsmittel durchzuführen. In weiteren Untersuchungen fand er heraus, daß er mit Druck auf Knochenerhebungen (zum Beispiel an den Gelenken) oder auf Bereiche seitlich von einer Verletzung nicht nur Schmerzen lindern, sondern bei ausreichend fester Druckausübung auch eine betäubende Wirkung erzielen konnte. Gleichzeitig konnte dadurch auf eine bestimmte Weise sogar die Schmerzursache beseitigt werden.

Dr. Fitzgerald veröffentlichte 1917 sein erstes Buch in Zusammenarbeit mit Dr. Edwin Bowers, einem Kollegen, der der Technik den Namen »Zonentherapie« verliehen hatte. Der Titel seines Buchs lautet: »Zonentherapie oder Wie man Schmerzen zu Hause lindern kann«. Darin beschreibt er alle seine wichtigen Entdeckungen und Theorien, vor allem die Aufteilung des Körpers in zehn längslaufende Zonen *(siehe Seite 8)*. Er wies auch auf die Verbindung zwischen den einzelnen inneren Organen und den jeweigen Zonen hin, vor allem an Fingern und Zehen.

Die Arbeiten der Pioniere sind auch heute noch immer vielfach bei den modernen Reflexzonentherapeuten in Gebrauch.

JOSEPH SHELBY-RILEY, ANFANG 1900

Dr. Fitzgerald gab sein Wissen an viele Kollegen weiter, die ihrerseits Bücher über die Entwicklung der Reflexzonenlehre veröffentlichten. Einer von ihnen war der Chiropraktiker Dr. Joe Shelby-Riley, der mehrere Bücher publiziert hat. Zwei davon sind »Die Zonentherapie vereinfacht dargestellt« (1919) und »Wissenschaft und Praxis der Chiropraktik und verwandter Wissenschaften« (1925), in denen sich auch Beiträge zu der Reflexzonentherapie finden.

In Dr. Shelby-Rileys Büchern beschreibt er nicht nur seine Arbeit mit Zonen und ihren Reflexen, sondern er spricht auch über einige Punkte an den Ohren und im Gesicht.

Shelby-Riley, eine der zentralen Persönlichkeiten in der Frühzeit der Reflexzonentherapie

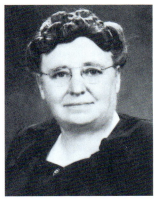

Eunice Ingham, die amerikanische Autorin von zwei Klassikern der Reflexzonentherapie

EUNICE INGHAM (1889–1974)

In den 1930er Jahren wurde die Lehre der Reflexzonentherapie von Eunice Ingham in den Vereinigten Staaten verbreitet und erweitert.

1938 veröffentlichte sie das Buch »Geschichten, die die Füße erzählen können«, 1945 folgte »Geschichten, die die Füße erzählt haben«. Diese beiden Klassiker gehören zur Grundlage der modernen Reflexzonentherapie.

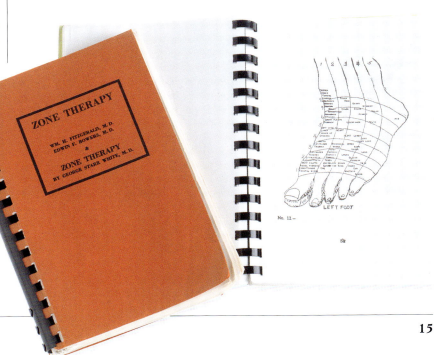

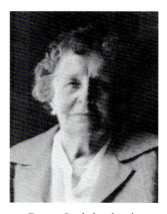

Doreen Bayly brachte die Praxis der Reflexzonentherapie nach England

DOREEN BAYLY
(1900–1979)

1966 führte Doreen Bayly nach einer Ausbildung bei Eunice Ingham in den USA die Reflexzonentherapie in England ein. 1978 schrieb sie das Buch »Reflexzonentherapie heute«. Ihre Schüler entwickelten die Reflexzonentherapie weiter.

PAUL NOGIER, FÜNFZIGER JAHRE

Zusätzlich zur Druckausübung auf Hände und Füße wurden in letzter Zeit auch die Ohren als zusätzliches Feld zur Stimulierung des Körpers mit einbezogen. Das ist teilweise auf das Bekanntwerden der Ohrenakupunkturtechnik im Westen zurückzuführen. Außerdem gab es eine zweite eigenständige Entwicklung in der aurikulären Therapie, die von dem französischen Praktiker Dr. Paul Nogier ins Leben gerufen wurde. In den frühen fünfziger Jahren entwickelte er das Konzept vom Bild eines »umgekehrt im Ohr liegenden Fötus«. Nach dieser Theorie, die er 1978 veröffentlichte, spiegelt das Ohr den menschlichen Körper wider, denn seine Form entspricht einem nach unten gekehrt liegenden Fötus, dessen Kopf in Richtung Ohrläppchen zeigt und dessen Füße und Hände am oberen Rand liegen, so daß sich der Körper des Fötus dazwischen befindet. Der Lage von Händen, Füßen und Kopf entsprechend wurden die Reflexpunkte am Ohr lokalisiert.

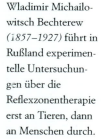

DER KÖRPER DES FÖTUS BEFINDET SICH ZWISCHEN OBEREM RAND UND OHRLÄPPCHEN.

DER KOPF LIEGT AM OHRLÄPPCHEN.

HÄNDE UND FÜSSE LIEGEN AM ÄUSSEREN RAND DES OHRS.

Die Punkte am Ohr entsprechen denen eines mit dem Kopf nach unten weisenden Fötus.

2500 v. Chr.	2300 v. Chr.	460–375 v. Chr.	1582	1886	1892
In China entwickelt man die Akupunktur. An bestimmten Stellen des Körpers entlang der Meridiane werden Nadeln eingeführt, um Harmonie und Ausgewogenheit der »Lebenskraft« von Qi herbeizuführen.	Das Grab von Ankhm'ahor in Saqqara in Ägypten ist als »Grab des Arztes« bekannt, weil sich an den Grabwänden herrliche Darstellungen von medizinischen Behandlungen, einschließlich der Füße und Hände befinden.	Der griechische Arzt Hippokrates empfiehlt als einer der ersten das Reiben und Massieren von bestimmten Körperzonen zur heilenden Entspannung.	Zwei hervorragende Ärzte aus Leipzig, Dr. Adamus und Dr. A'tatis, veröffentlichen ein Buch über Zonentherapie.	Wladimir Michailowitsch Bechterew (1857–1927) führt in Rußland experimentelle Untersuchungen über die Reflexzonentherapie erst an Tieren, dann an Menschen durch.	In Frankreich entdeckt Dr. Joseph Francois Felix Babinski den Plantar-Reflex. Mit einem stumpfen Gegenstand kann auf der lateralen Seite der Fußsohle ein Reflex ausgelöst werden. Eine bestimmte Reaktion kann auf eine Erkrankung des Gehirns oder des Rückenmarks hinweisen.

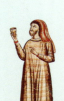
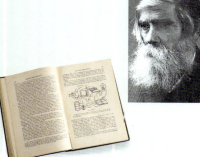
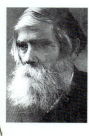

DIE REFLEXZONENTHERAPIE HEUTE

Die heute praktizierte Reflexzonentherapie hat sich zu einer präzisen Methode von Palpation (Fühlen, Ertasten) und Druckausübung entwickelt, die weit von ihren einfachen Anfängen entfernt ist. Seit den achtziger Jahren hat sich die Komplementärmedizin allgemein und die Reflexzonentherapie im besonderen zu einem sich ständig erweiternden Gebiet entwickelt. (Über 100 Bücher wurden bis jetzt zu diesem Themenbereich geschrieben.) Die Forschungsarbeit der Neurowissenschaftler auf verwandten Gebieten wie der Akupunktur hat verschiedene Möglichkeiten aufgezeigt, Nervenfasern und Gehirnbahnen auf physikalischem Weg zu stimulieren. Die Untersuchungen über die klinische Wirksamkeit der Reflexzonentherapie haben ebenfalls bereits begonnen.

Therapeuten haben exakte Techniken für die Druckausübung auf bestimmte Zonen entwickelt, einige beziehen in ihre Arbeit auch die Lehre von den Meridianen aus der TCM mit ein und bieten damit eine umfassende und ganzheitliche Behandlung. Gleichzeitig verbreitet sich auch die aurikulare Therapie als Kombination von Dr. Nogiers Theorie und der TCM immer weiter. Bestimmte Anwendungsbereiche, etwa bei Nikotinsucht, werden in der Öffentlichkeit zunehmend bekannter.

Die Reflexzonentherapie erfordert ein umfassendes Wissen über die Struktur des Körpers als Voraussetzung für eine erfolgreiche Behandlung.

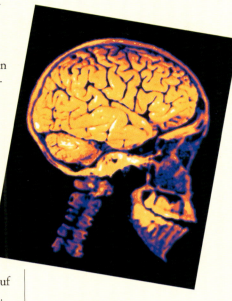

Die moderne Wissenschaft hat gezeigt, wie eine Berührung die Nervenwege zum Gehirn beeinflußt.

1893	1904	1917	1938	1955	1966
Der englische Neurologe Sir Henry Head *(1861–1940)* entdeckt, daß ein direkter Zusammenhang zwischen Druckausübung auf die Haut und einer Wirkung auf die inneren Organe besteht.	Der Russe Iwan Petrowitsch Pawlow *(1849–1936)* erhält den Nobelpreis für den Beweis eines direkten Zusammenhangs zwischen einer Stimulierung und einer Reflexantwort.	Dr. William Fitzgerald *(1872–1942)* veröffentlicht seine Erkenntnisse der Zonentherapie in Amerika. Er beschreibt eine ganzheitliche Behandlungsmethode, bei der Druck auf bestimmte Bereiche an Händen, Füßen und anderen Körperstellen ausgeübt wird. Dr. Joe Shelby-Riley, ein amerikanischer Naturheilkundler, veröffentlicht ebenfalls Bücher über Zonentherapie.	In Amerika publizierte Eunice Ingham *(1889–1974)*, eine Schülerin von Joe Riley, ihr erstes Buch: »Stories the Feet Can Tell«.	Harry Bond Bressler gibt ein Buch über Zonentherapie in den USA heraus. Darin würdigt er die Arbeit von William Fitzgerald und Edwin F. Bowers, der mit Fitzgerald an dessen erstem Buch mitgewirkt hat.	Doreen Bayly, eine Schülerin von Eunice Ingham, kehrt nach England zurück und bildet viele der ersten heutigen Reflexzonentherapeuten in Europa aus.

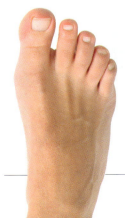

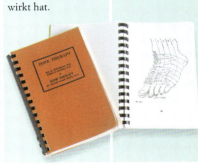

So wirkt Reflexzonentherapie

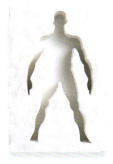

Die Reflexzonentherapie soll den Körper von Giftstoffen befreien.

In vielen Büchern wurde versucht, die genaue Wirkungsweise der Reflexzonentherapie zu erklären, und obwohl inzwischen sehr viel mehr über die betroffenen Nervenbahnen bekannt ist, gibt es noch immer viel Neues zu entdecken. Die Prämisse der Reflexzonentherapie ist die Überzeugung, daß ihre Anwendung dazu beiträgt, Blockaden in den Nerven und im Gewebe aufzulösen, Giftstoffe abzubauen und die Selbstheilungskräfte des Körpers zu stärken.

ENERGIE

Jedes Lebewesen braucht Energie. Der größte Teil der natürlichen Energie auf unserem Planeten stammt von der Sonne, die sie an Pflanzen weitergibt. Von dort gelangt sie zu Menschen und Tieren. Die Energie, die unser Körper braucht, erhalten wir durch unsere Nahrung. Sie ist für Bewegung, Fortpflanzung und Wachstum lebensnotwendig. Auch wenn wir schlafen oder ruhen, benötigen wir für das Aufrechterhalten der Organfunktionen und der Körpertemperatur Energie.

Unser Körper bedarf ihrer für seine unterschiedlichen Funktionen in verschiedener Form. Das Nervensystem braucht sowohl elektrische wie auch chemische Energie, um Signale von den Sinnesrezeptoren an das Gehirn zu senden. Diese Signale laufen durch die Nervenfasern zum Rückenmark oder Gehirn und durch andere Nervenbahnen weiter zu den Muskeln und Organen, wie den endokrinen Drüsen und den Verdauungsdrüsen *(siehe Seite 20f)*. Die Informationen werden auf elektrischem Weg innerhalb einer Nervenzelle und auf chemischem Weg zwischen den einzelnen Zellen wei-

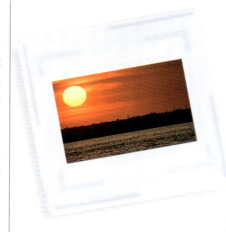

Die natürliche Energie auf unserem Planeten stammt vor allem von der Sonne.

tergegeben. Diese Art der Energieübertragung gilt generell sowohl für das westliche Konzept der Übertragung von Nervenreizen durch die Nervenfasern wie auch für das östliche Bild des Flusses von Qi durch die Meridianenbahnen in der TCM *(siehe Seiten 11–12)*.

Eine der Funktionen der Zellen im Gehirn ist die Aufschlüsselung von Sinneseindrücken.

WAS IST EIN REFLEX?

Zu jeder physikalischen Therapie gehört die Stimulierung der berührungsempfindlichen Sensorzellen auf der Hautoberfläche, den sogenannten Rezeptoren. Eine Stimulierung der Reflexzonen sendet Informationen von den dortigen Zellen durch die Nervenbahnen zu den Schaltzentralen des Körpers. Diese wiederum geben sie weiter an Muskeln oder innere Organe. Innerhalb einer Reflexbahn folgt die Information einem verhältnismäßig einfachen Kreislauf: Das Rückenmark und das Kleinhirn empfangen die Botschaften und geben einen Befehl für die erforderliche Reaktion direkt an die Muskeln oder inneren Organe weiter. Die höherentwickelten,

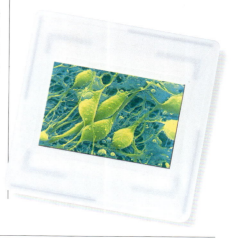

bewußten Kontrollzentren des Gehirns sind an diesen Abläufen nicht immer beteiligt, deshalb sind wir uns oft der Reaktionen unseres Körpers nicht bewußt. Der Vorteil dieser Art von Reaktionen besteht darin, daß sie viel schneller erfolgen als andere, die erst den Weg über den bewußten Teil des Gehirns nehmen müssen. Bei diesem längeren Informationsweg könnten bis zum Auslösen der Reaktion einige Sekunden vergehen, was in einem Notfall tödliche Folgen haben würde. Durch einen schmerzhaften Reiz wie zum Beispiel eine Verbrennung wird sofort der Reflex ausgelöst, den betroffenen Körperteil zurückzuziehen. Es handelt sich um eine schnelle, automatische und unwillkürliche Bewegung, die im Notfall den größtmöglichen Überlebenswert besitzt.

In der Medizin tragen diese Reflexe oft zur Diagnose bei. Die Ärzte testen zum Beispiel den »Plantar-Reflex«, indem sie ein Instrument mit einer abgerundeten Spitze an der Außenseite, d. h. der lateralen Seite der Fußsohle von der Ferse bis zur Sohle entlangziehen. Die normale Reaktion darauf wäre eine Abwärtsbewegung der Zehen. Bewegen sich die großen Zehen aber nach oben, ist das oft ein Hinweis auf eine Erkrankung des Gehirns oder des Rückenmarks. Dieser Reflex ist auch als Babinski-Reflex bekannt.

Die unbewußten Reflexabläufe sind überaus wichtig und werden vom Körper ständig bei alltäglichen Funktionen ausgelöst, die keiner bewußten Entscheidung bedürfen. So regulieren sie auch die Tätigkeit der inneren Organe.

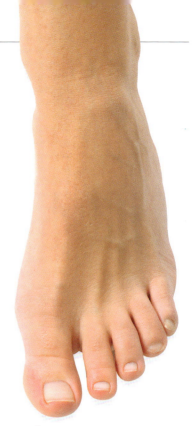

Die Ärzte testen zur Diagnose von Erkrankungen des Gehirns und des Rückenmarks oft die Fußreflexe.

REFLEXABLÄUFE

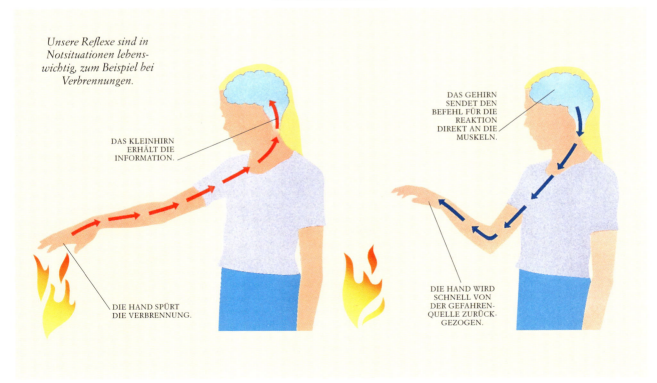

DAS NERVENSYSTEM

Das Nervensystem wird in verschiedene Teile aufgegliedert. Man unterscheidet zwischen zentralem Nervensystem (Gehirn und Rückenmark) und peripherem Nervensystem, von dem 43 Nervenpaare ausgehen. Die sensorischen Nerven geben Impulse von der Peripherie des Körpers an das Rückenmark weiter. Diese Impulse können entweder zum Gehirn oder zu einem Anschlußneuron des Reflexbogens übertragen werden. Die motorischen Nervenfasern senden Impulse vom Gehirn an das Rückenmark und weiter an Organe und die Skelettmuskulatur, die glatte Muskulatur und die Drüsen des unbewußten Nervensystems. Letzteres ist für die Funktion weiterer Drüsen, des Herzmuskels und der inneren Organe zuständig.

Die Reflexzonenbehandlung erzielt ihre Wirkung vor allem über das autonome oder unbewußte Nervensystem, indem sie die gegensätzlichen Abläufe in seinen beiden wichtigsten Teilen ausgleicht. Dies ist zum einen der Sympathikus, dessen Impulse den Körper meist dann beherrschen, wenn er sich in einer angespannten und stressreichen Situation befindet. In diesem Fall wird zum Beispiel der Herzschlag beschleunigt und die Adrenalin-Produktion angeregt. Der zweite wichtige Teil ist der Parasympathikus. Er reguliert die Körpervorgänge im Normalzustand, wenn alles entspannt und friedlich ist. In dieser Situation wird zum Beispiel die Verdauungstätigkeit unterstützt, der Herzschlag verringert und die Produktion der Verdauungssäfte angeregt. Da in unserem modernen streßreichen Leben meist der Sympathikus überaktiv ist, wird bei der Reflexzonenbehandlung vor allem die Tätigkeit des Nervensystems im Teil des Parasympathikus gestärkt. Deshalb reduziert sich während der Therapie oft der Herzschlag der Person, die behandelt wird.

Das autonome Nervensystem wurde so bezeichnet, weil man ursprünglich dachte, es sei unabhängig von den anderen Teilen des Nervensystems tätig. Obgleich die Mehrzahl der Reaktionen unbewußt abläuft, ist eine bewußte Einflußnahme möglich, beispielsweise mit Hilfe von Yoga, Meditation oder den Techniken des Biofeedback.

ZENTRALES NERVENSYSTEM (GEHIRN UND RÜCKENMARK)

12 CRANIAL-NERVENPAARE

PERIPHERES NERVENSYSTEM (PNS), 31 NERVEN-PAARE, DIE VOM RÜCKENMARK AUSGEHEN.

AUTONOMES NERVENSYSTEM

Die Reflexzonentherapie wirkt vor allem über das autonome Nervensystem.

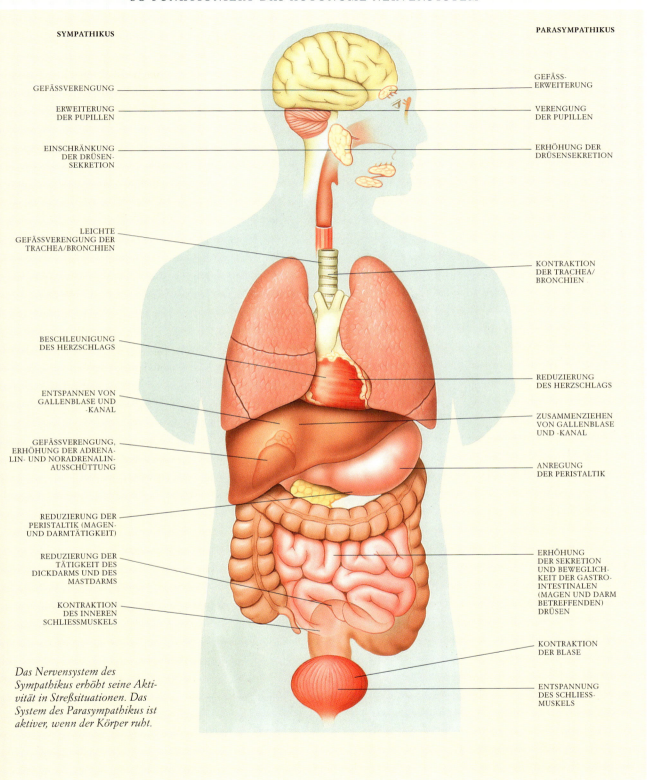

HORMONE UND NEUROTRANSMITTER
(Nervenübertragungsstoffe)

Die Schaltzentrale des autonomen Nervensystems befindet sich in einem bestimmten Teil des Gehirns, dem sogenannten Hypothalamus. Damit wird eine kleine Stelle im Gehirn bezeichnet, die Sinneseindrücke wie Durst, Hunger, Hitze oder Kälte reguliert und dadurch auch die Zufuhr von Nahrung und Flüssigkeit kontrolliert. Auch unser Schlafverhalten und unsere Gefühle werden vom Hypothalamus beeinflußt.

Dieses Zentrum kontrolliert außerdem eine Drüse im Gehirn, die sogenannte Hypophyse oder Hirnanhangdrüse. Sie ist eine »Hauptdrüse«, die viele Hormone ausschüttet (chemische Stoffe, die in die Blutbahn gelangen und den Anteil vieler wichtiger Blutinhaltsstoffe wie Zucker und Salz sowie Wachstum, Fortpflanzung und Streßverhalten regulieren). Diese Drüse produziert »Auslösehormone«, die auch die Tätigkeit anderer Drüsen beeinflussen, wie zum Beispiel der Schilddrüse im Hals, was wiederum die Ausschüttung anderer Hormone zur Folge hat. Ein Ungleichgewicht in diesem Hormonhaushalt kann unmittelbar zu einem schlechten Gesundheitszustand führen *(siehe dazu Das endokrine System, Seiten 50–51)*. Wenn also die Reflexzonentherapie die Tätigkeit der Hirnanhangdrüse durch ihre Wirkung auf das autonome Nervensystem harmonisieren kann, beeinflußt sie auf einer sehr tiefen Ebene auch die grundlegenden Ursachen einer Störung im Körper.

Eine wichtige Aufgabe im Nervensystem wird von einer bestimmten Art von chemischen Substanzen erfüllt, den sogenannten Neurotransmittern. Sie übertragen die Nervensignale von einer Nervenzelle (Neuron) zur nächsten. Hier kann es sich entweder um die Information für eine exzitative (anregende) oder inhibitorische (hemmende) Tätigkeit handeln. In den Nervenenden des Sympathikus wird ein Neurotransmitter, das sogenannte Noradrenalin,

HORMONPRODUKTION

Hormone sind chemische Informationsträger, die in unserem Körper die Tätigkeit von Drüsen und anderen Organen regulieren. Die Hypophyse oder Hirnanhangdrüse sitzt im Gehirn und kontrolliert viele der wichtigen endokrinen Drüsen. Der Hypothalamus befindet sich ebenfalls im Gehirn.

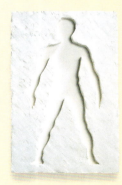

Die Hormone kontrollieren viele Körperfunktionen, auch den Stoffwechsel, das Wachstums und die sexuelle Fortpflanzung.

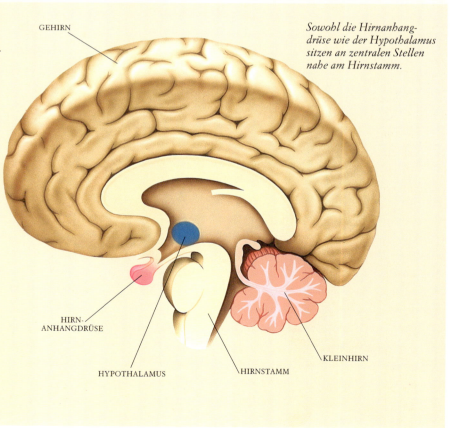

Sowohl die Hirnanhangdrüse wie der Hypothalamus sitzen an zentralen Stellen nahe am Hirnstamm.

NEUROTRANSMITTER

Die Nervenzellen (Neuronen) reagieren auf Stimulierung mit der Übertragung eines elektrischen Impulses. Dieses Signal wandert durch das Axon und löst eine chemische Substanz (den Neurotransmitter) aus den Verzweigungen am Ende des Axons. Dadurch wird wiederum ein Impuls an ein anderes Neuron weitergegeben.

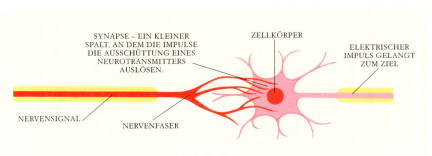

frei, es sorgt für die Kontraktion (Zusammenziehen) der Blutgefäße, läßt den Blutdruck steigen, regt die Herzmuskeltätigkeit an und beschleunigt den Herzschlag. Im Parasympathikus wird eine andere chemische Substanz, nämlich das Acetylcholin ausgeschüttet, das die gegenteilige Wirkung hat. Serotonin ist ein Neurotransmitter im zentralen Nervensystem, der unsere Schlafzyklen reguliert. Zur Zeit sind über 50 verschiedene Neurotransmitter bekannt. Einer davon wird als Substanz P bezeichnet und ist wichtig für die Schmerzregulierung. Diese Substanz findet sich im Gehirn und im Rückenmark, vermutlich ist sie für die Stimulierung der Schmerzwahrnehmung zuständig.

MERIDIANE UND NERVEN

Viele der chinesischen Meridiane folgen den Bahnen der Hauptnerven. Im Anhang II finden Sie eine ausführliche Karte der Meridiane *(siehe Seiten 136–140)*. Diese Bahnen verbinden in ihrem Verlauf eine Anzahl von Strukturen einschließlich der Knochen, die nahe an den peripheren Nerven liegen, und führen auch zu den zugehörigen Muskeln, Organen, Arterien und Venen. Deshalb werden durch die Aktivierung der Nervenfasern über Akupunktur auch alle anderen Strukturen beeinflußt. Dr. Fitzgerald hat als einer der ersten entdeckt, daß die Schmerzempfindung durch Druck auf einen bestimmten Knochen blockiert werden kann. Da die Nerven ziemlich nahe bei den Knochen liegen, wirkt auch die Reflexzonentherapie durch den gleichen Mechanismus.

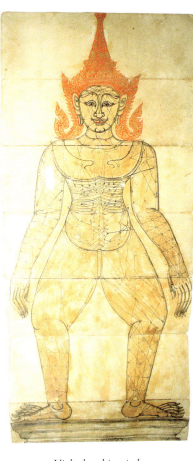

Viele der chinesischen Meridiane entsprechen den wichtigen Nervenbahnen im Körper.

Die Reflexzonentherapie kann die Ausschüttung von Endorphinen anregen, die Schmerzimpulse blockieren.

Der ganzheitliche Ansatz

Die Bezeichnung »ganzheitlich« (holistisch) kommt von dem griechischen Wort »holas«, das »ganz« bedeutet. Das ganzheitliche Konzept umfaßt Körper, Geist und Seele. Jede gesundheitliche Störung, ob die Symptome nun hauptsächlich körperlicher oder seelischer Art sind, betrifft immer den ganzen Menschen. Die sozialen Bedingungen müssen ebenfalls berücksichtigt werden, weil auch emotionale und geistige Belastungen zu einer Krankheit führen können. Umgekehrt weisen auch körperliche Verletzungen und Krankheiten auf geistige oder seelische Störungen wie Depressionen hin. Ganzheitliche Medizin fordert Offenheit für das gesamte Spektrum der Therapieformen und der Gesundheitsvorsorge. Die Reflexzonentherapie folgt dem Prinzip der Selbstvorsorge und der Vorbeugung von Krankheit.

Es ist für jeden Menschen vorteilhaft, sich seiner Gefühle und der inneren Abläufe des Körpers bewußt zu werden. Außerdem lohnt es sich, die Wirkungsweise der Selbstheilungskräfte des Körpers kennenzulernen und zu verstehen. Der Körper aktiviert seine Selbstheilungskräfte jeden Tag. Wenn Sie sich zum Beispiel schneiden, zieht sich das Gewebe zusammen. Dadurch kann sich die Wunde schließen und schließlich heilen. Unser Körper verfügt von Natur aus über optimale Selbstheilungskräfte, vorausgesetzt, er wurde nicht überlastet oder auf andere Weise mißbraucht. Zur Tradition des natürlichen Heilens gehört der Gebrauch einfachster und

In der ganzheitlichen Medizin wird der ganze Mensch behandelt, also Körper, Geist und Seele.

natürlichster Mittel, um den Körper in seinem Selbstheilungsprozeß zu unterstützen. Dazu zählt, in seine Lebensführung gesunde Ernährung und körperliche Übungen einzubauen, um Giftstoffe und Verunreinigungen aus dem Körper zu entfernen, die Blockaden auslösen und die Körperfunktionen beeinträchtigen. Die Reflexzonentherapie trägt zu einem besseren Allgemeinzustand bei, weil sie die erforderlichen Funktionen des Nerven- und Kreislaufsystems unterstützt und damit die Aufnahme von Sauerstoff und Nährstoffen im ganzen Körper verbessert. Darum paßt sie als physikalische Therapie ausgezeichnet in die naturheilkundliche Tradition und Philosophie.

Zur Krankheit kommt es, wenn der Körper falsch behandelt wurde. Oft wirken sich unsere täglichen Gewohnheiten negativ aus. Aber sie lassen sich ändern. Die drei nachfolgenden goldenen Regeln dienen der Gesundheit und helfen, sie zu erhalten.

DER GANZHEITLICHE ANSATZ

REGEL NR. 1

Die erste Regel lautet: sich ausgewogen ernähren. Die Ernährung trägt viel zur körperlichen Verfassung und zur Abwehr von Krankheiten bei. Wenn man weiß, wie das Verdauungssystem des Körpers arbeitet, kann man die Verdauung durch gesunde Gewohnheiten unterstützen.

Eine ausgewogene Ernährung führt dem Körper die erforderlichen natürlichen Nährstoffe zu, ohne seine Reserven auszuschöpfen oder übermäßig aufzustocken. Sie beinhaltet sowohl Makro-Nährstoffe wie Proteine, Fett, Kohlenhydrate (wie zum Beispiel Zucker und Stärke), einige Mineralien wie Kalzium und Wasser, aber auch Mikro-Nährstoffe wie Vitamine und Spurenelemente (wie zum Beispiel Chrom). Eine unausgewogene Ernährung enthält in der Regel große Mengen aufbereiteter und verfeinerter Nahrung. Ein Übermaß an Zucker kann wichtige Reserven des Körpers erschöpfen, er büßt Vitalität und Energie ein.

Gesund essen bedeutet auch, vernünftige Mengen zu essen. Essen Sie nur so viel, wie Sie brauchen, um gesund zu bleiben und Ihren täglichen Energiebedarf zu decken. Ein Übermaß an Nahrung ist ebenso ungesund wie falsche Kost. Die wichtigsten Ernährungsrichtlinien finden Sie auf den Seiten 28–31.

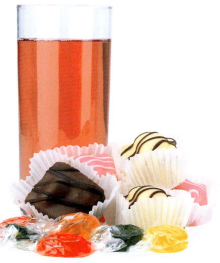

Vermeiden Sie zu viel raffinierte Speisen wie Zucker, der keine Vitamine hat.

Eine ausgewogene Ernährung ist eine wichtige Grundlage für einen gesunden Körper.

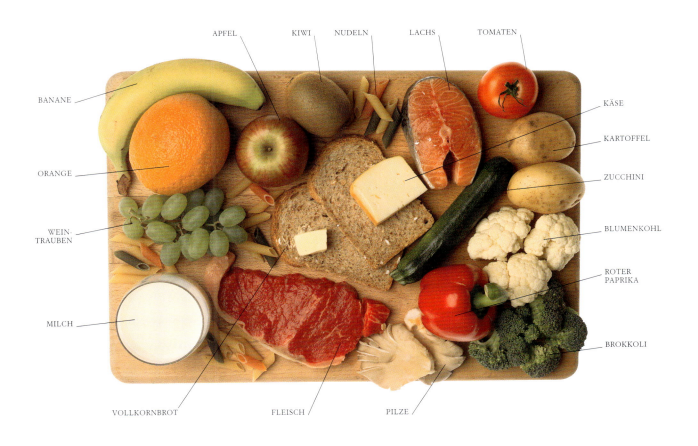

25

REFLEXZONENTHERAPIE

REGEL NR. 2

Machen Sie sich bewußt, wie wichtig die richtige Körperhaltung, die Atmung und körperliche Übungen für Ihre Gesundheit sind. Wenn Sie verspannt sind, beeinträchtigt das die Atmung, da das Zwerchfell sich nicht richtig ausdehnen und zusammenziehen kann. Damit wird der Kreislauf behindert, und das Gewebe erhält nicht genügend lebenswichtigen Sauerstoff. Entspannung und Meditation sowie körperliche Aktivität (Treppensteigen, Spazierengehen, Joggen und viele Sportarten) tragen zu einer vertieften Atmung bei.

Tägliche körperliche Übungen sind wichtig. Wenn Sie täglich nur 20 Minuten schnell gehen, stärken Sie damit Ihren Herzmuskel und erhöhen Ihre Abwehrkraft. Viele einfache Übungen stärken Gelenke, Bänder, Sehnen und Muskeln, verhelfen außerdem zu einer guten Stimmung und stärken das Selbstbewußtsein. Man sollte jedoch wissen, daß unterschiedliche Übungen auch unterschiedliche Wirkungen haben. Wenn Sie zum Beispiel Ihre Muskeln stärken möchten, brauchen Sie ein Gewichtstraining. Als anaerobische Übung ist das allerdings nicht unbedingt vorteilhaft für Ihr Herz. Ausdauernde aerobische Übungen sind hier besser geeignet. Zu anstrengende Übungen können sich auch negativ auf das Immunsystem auswirken. Sanfte oder mäßig anstrengende Übungen, die Sie nicht völlig erschöpfen, sind die bessere Wahl. Langsame rhythmische Bewegungen wie beim Gehen oder im Tai Chi können die Geschmeidigkeit der Gelenke erhalten und ausgleichen und Osteoporose im Alter vorbeugen.

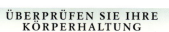

Regelmäßige Tai Chi Übungen verhelfen zu Flexibilität und körperlicher Ausgeglichenheit.

STEHEN SIE GERADE.

DEN RÜCKEN NICHT KRÜMMEN.

DIE BEINE ENTSPANNEN.

ÜBERPRÜFEN SIE IHRE KÖRPERHALTUNG

Die Körperhaltung kann sehr leicht überprüft werden. Stellen Sie sich mit dem Rücken gegen eine Wand und versuchen Sie, völlig gerade zu stehen. Wenn Sie ganz an der Wand stehen, sollte zwischen Kreuzbein und Wand keine Hand mehr passen.

Körperliche Aktivität wie Treppensteigen unterstützt den vollen Einsatz des Zwerchfells.

Beobachten Sie Ihre Körperhaltung. Durch eine gute Haltung verbessert sich auch die Atmung.

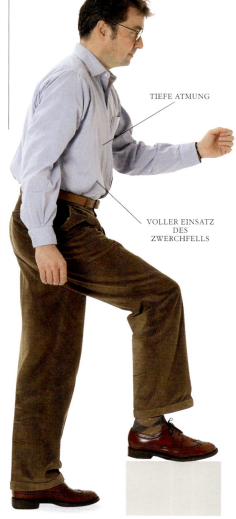

TIEFE ATMUNG

VOLLER EINSATZ DES ZWERCHFELLS

REGEL NR. 3

Machen Sie sich Ihre geistige Verfassung bewußt. Versuchen Sie, zuversichtlich zu denken, denn negative Gedanken und allzu emotionale Reaktionen können unsere Nervenkraft beeinflussen und nervöse Störungen auslösen. Die Veränderung von negativen Gedankenmustern ist die Grundlage einer psychologischen Therapieform, die als »kognitive Therapie« bezeichnet wird. Der Körper wird durch Erschöpfung, Überbeanspruchung, Sorgen, übermäßige Ängste, mangelnde Entspannung und unzureichenden Schlaf belastet. Man sollte sich täglich eine Pause von der ständigen Arbeitsroutine gönnen und Zeit für geistige und körperliche Entspannung finden. Dazu gehört auch ein gelegentlicher Wechsel der gewohnten Umgebung. Sonst können viele Beschwerden auftreten wie zum Beispiel Verdauungsstörungen, Asthma, Angstzustände, Anspannung und Depressionen. Andererseits setzt mit einer Reflexonentherapie auch ein Reinigungsprozess ein, der von alten Giften befreit und auch tiefe verborgene Gefühle wie Wut oder Trauer zum Vorschein bringen kann. Diese Reaktionen sind Teil des Reinigungsprozesses.

Nehmen Sie sich die Zeit, geistig und körperlich zu entspannen, vorzugsweise in einer angenehmen und stillen Umgebung.

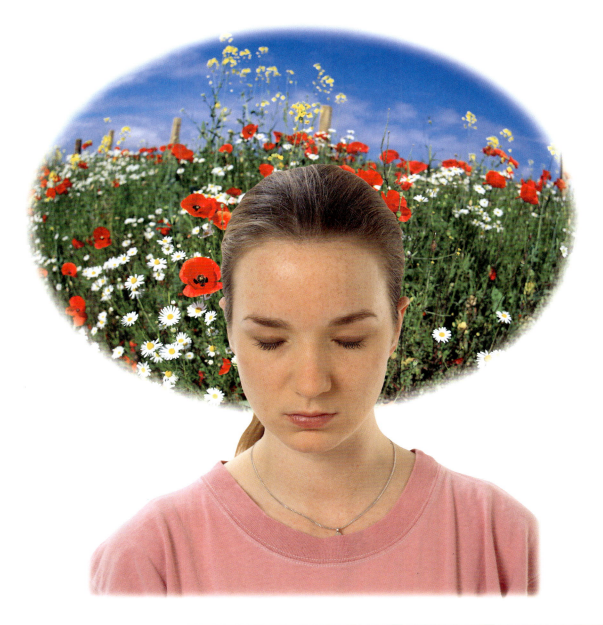

REFLEXZONENTHERAPIE

Grundlagen der Ernährung

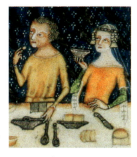

Das Interesse am Zusammenhang zwischen Ernährung und Gesundheit besteht schon seit Jahrhunderten.

Schon in der Antike wußte man um den Einfluß der Ernährung auf die Gesundheit des Körpers. Eine ausgewogene Ernährung ist unerläßlich, wenn die Reflexzonentherapie erfolgreich duchgeführt werden soll.

Die lebenswichtigen Nährstoffe sind Kohlenhydrate, Fett, Eiweiß, Mineralien und Vitamine. Der Körper braucht Nahrung für das Wachstum, den Gewebeaufbau und zur Energiegewinnung. Für die beiden ersten Vorgänge sollten Sie bei Ihrer Nahrung auf ausreichende, aber nicht übermäßige Mengen von Eiweiß und Fett achten. Diese tragen im Kreislaufsystem zur Zellerneuerung, zur Produktion von Körpergewebe und vitalen Substanzen wie den Enzymen bei (Enzyme sind Eiweißstoffe, die als »biologische Katalysatoren« im Körper fungieren). Für die Energiegewinnung ist es sinnvoll, ausreichende Mengen von komplexen Kohlenhydraten (wie Gemüse und Vollkorngetreide) zuzuführen, die langsam verbrannt werden und eine anhaltende Energiezufuhr sichern. Sie sind raffinierten Lebensmitteln (z.B. weißem Zucker) vorzuziehen, die zu schnell aufbereitet werden und den Energiepegel auch schnell wieder abfallen lassen.

Die richtige Ernährung erhält auch Ihr Herz gesund. Zu einer abwechslungsreichen und gesunden Ernährung gehören viel Fisch (vor allem fettreicher Fisch) und etwas Geflügel, frisches Gemüse und Obst, Salat, Vollkornprodukte und fettarme Milchprodukte wie Magermilch. Damit erhalten Sie die notwendigen Aminosäuren, die Bausteine neuer Proteine. Der Körper braucht jedoch nur begrenzte Mengen davon, zum Aufbau neuer Zellen und zur Wiederherstellung von verbrauchtem Gewebe. Die überschüssigen Aminosäuren können nicht gespeichert werden und werden von der Leber zu einem Abfallprodukt, dem Harnstoff, umgewandelt, der dann über die Nieren ausgeschieden wird.

KOHLENHYDRATE, FETT UND EIWEISS

Eine ausgewogene Ernährung sollte vielseitig sein und Kohlenhydrate, Fett und Eiweiß in den richtigen Mengen enthalten

Kohlenhydrate 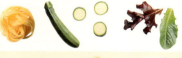 Teigwaren, Kartoffeln, Obst, Gemüse, Brot, Getreide, Körner

Fette (gesättigte) 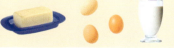 Butter, fettes Fleisch, Eier, Milchprodukte

Fette (ungesättigte/ mehrfach ungesättigte) Fisch, Geflügel, Margarine, mehrfach ungesättigte pflanzliche Öle

Eiweiß Fleisch (in kleinen Mengen), Meeresfrüchte, Geflügel, Eier, Milchprodukte, Vollkornprodukte, Nüsse, Hülsenfrüchte

DER GANZHEITLICHE ANSATZ

Zusätzlich sollte eine gesunde Ernährung auch viel ballaststoffreiches Gemüse enthalten. Damit wird gesichert, daß der Körper die Reststoffe regelmäßig ausscheiden kann, was wiederum für einen gesunden Zustand des Verdauungssystems sorgt.

Die Flüssigkeitszufuhr ist genauso wichtig. Man sollte täglich mindestens sechs Gläser Wasser trinken. Wasser wird von allen naturheilkundigen Therapeuten, einschließlich den Reflexzonentherapeuten, größte Bedeutung beigemessen. Unser Körper besteht nicht nur zum größten Teil aus Wasser (etwa zu 73 Prozent), diese lebenswichtige Substanz trägt auch zum Transport der Nahrung und zum Abtransport von giftigen Stoffen bei. Dazu gehört zum Beispiel die Harnsäure, eine nitrogenhaltige Substanz, die sich bei Ansammlung in der Gewebeflüssigkeit an den Gelenken ablagert und dort Entzündungen verursachen kann. Wasser ist für alle Bereiche des Körpers wie ein Schmierstoff, der die Haut von innen feucht hält.

Wir sollten uns auch bewußt sein, wieviel Nahrung wir zu uns nehmen. Wenn wir mehr essen als unser Körper unmittelbar an Energie benötigt, wird der Überschuß in der Leber als Glycogen für den späteren Gebrauch gespeichert. Glycogen wird schnell in Glukose und damit in Zucker aufgespalten, der als Brennstoff im Körper wirkt. Der verbleibende Rest wird jedoch zu Fett umgewandelt und lagert sich im Gewebe am Bauch und unter der Haut ab. Tierversuche belegen, daß eine verringerte Nahrungsmenge die Lebensspanne verlängern kann.

GELENKENTZÜNDUNG

Werden Abfallstoffe des Körpers nicht ausgeschieden, können sie Gelenkentzündungen verursachen.

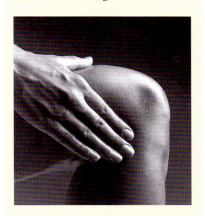

Ablagerungen von Giftstoffen können Entzündungen hervorrufen.

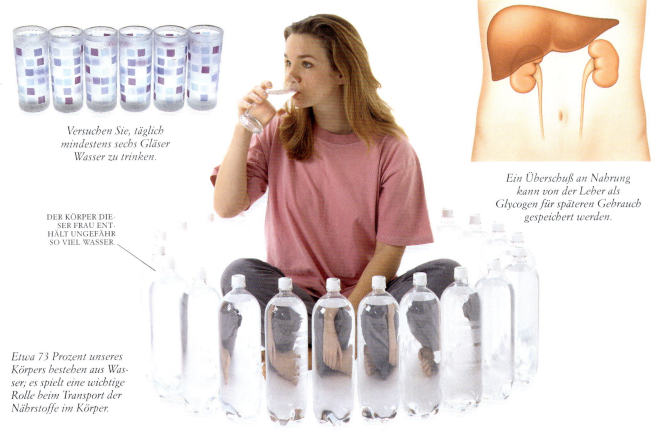

Versuchen Sie, täglich mindestens sechs Gläser Wasser zu trinken.

DER KÖRPER DIESER FRAU ENTHÄLT UNGEFÄHR SO VIEL WASSER.

Etwa 73 Prozent unseres Körpers bestehen aus Wasser; es spielt eine wichtige Rolle beim Transport der Nährstoffe im Körper.

Ein Überschuß an Nahrung kann von der Leber als Glycogen für späteren Gebrauch gespeichert werden.

Wenn sich auf Grund falscher Ernährung Harnsäure an den Gelenken ablagert, führt das zu Gicht und rheumatischer Arthritis. Menschen, die an diesen Beschwerden leiden, müssen ihre Eiweißzufuhr einschränken und versuchen, anstelle von säurebildenden Lebensmitteln (wie Milchprodukten) mehr alkalienbildende oder basische Lebensmittel (wie frisches Obst und Gemüse) zu essen.

In der Schwangerschaft sollte die werdende Mutter mit ihrer Nahrung regelmäßig Aminosäuren und ausreichend Kalzium, Eisen, Mineralien und Vitamine zu sich nehmen. Daraus bilden sich die notwendigen Eiweißstoffe für das Gewebewachstum des sich entwickelnden Babys. Kalzium ist entscheidend für das Knochenwachstum, und eine ausreichende Menge an Eisen wird für das Blut benötigt. In einem ausgewogenen Speiseplan sind alle diese wichtigen Nährstoffe enthalten.

Generell sollten wir versuchen, Lebensmittel mit chemischen Zusatzstoffen zu meiden. Das wird heute immer schwieriger, weil chemische Substanzen den Lebensmitteln in jedem Stadium der Verarbeitung oder Herstellung zugesetzt werden. Einige dieser chemischen Stoffe können sich im Körper ablagern und die Bildung von Giften verursachen. Damit erhöht sich die Belastung durch Giftstoffe zusätzlich und wirkt der Reflexzonentherapie entgegen. Chemische Zusätze können auch allergische Reaktionen auslösen. Bei vielen Menschen tritt während der Reflexzonenbehandlung ein leichter Leber- und Nierenreflex auf, das weist auf eine hohe Belastung des Systems mit Giftstoffen hin. Ursache dafür kann sowohl die Einnahme von Medikamenten wie auch eine falsche Ernährung sein. Die Ausscheidungskanäle müssen angeregt werden, um den Überschuß an toxischen Substanzen abtragen zu können.

Jede Zelle in unserem Körper muß ernährt werden. Wenn die Nahrung verdaut und in den Blutkreislauf eingegangen ist, wählt jede Zelle für sich die nötigen Stoffe zur Aufrechterhaltung von Gesundheit und Wachstum aus. Das System der physikalischen und chemischen Prozesse im Körper, der Stoffwechsel, ist ver-

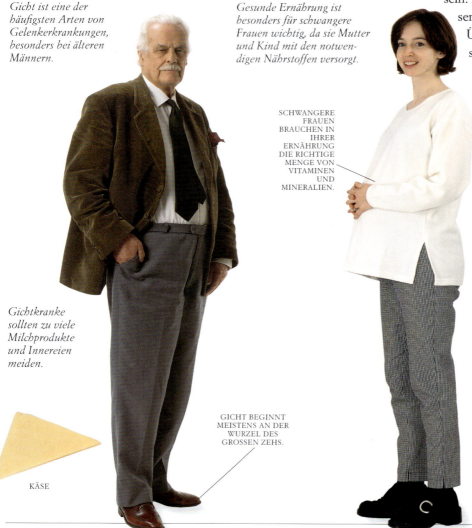

Gicht ist eine der häufigsten Arten von Gelenkerkrankungen, besonders bei älteren Männern.

Gesunde Ernährung ist besonders für schwangere Frauen wichtig, da sie Mutter und Kind mit den notwendigen Nährstoffen versorgt.

SCHWANGERE FRAUEN BRAUCHEN IN IHRER ERNÄHRUNG DIE RICHTIGE MENGE VON VITAMINEN UND MINERALIEN.

Gichtkranke sollten zu viele Milchprodukte und Innereien meiden.

KÄSE

GICHT BEGINNT MEISTENS AN DER WURZEL DES GROSSEN ZEHS.

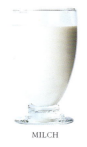

Kalzium ist wichtig für die Knochenbildung des ungeborenen Babys.

MILCH

antwortlich für die Energiegewinnung, die Ausscheidung von Abfallstoffen sowie für Wachstum, Wiederherstellung und Funktionieren aller Körperfunktionen. Deshalb besteht auch ein grundlegender Zusammenhang zwischen der Nahrung, die wir essen, und der Leistungsfähigkeit jeder einzelnen Zelle. Wenn wir uns richtig ernähren, kann jede Zelle richtig arbeiten und unseren Körper in ausgezeichnetem Zustand erhalten. Wenn dagegen unsere Ernährung mangelhaft ist, können sich auch unsere Zellen nicht selbst erhalten, die Organe und Gewebe des Körpers werden beeinträchtigt, und unser Gesundheitszustand leidet darunter.

Hippokrates (460–375 v. Chr.) hat als erster den Zusammenhang zwischen Krankheit und schlechten Eßgewohnheiten erkannt. Seither haben sich viele Ärzte mit unserem Ernährungsverhalten beschäftigt und sind zu dem Schluß gekommen, daß bestimmte Nahrungsmittel zur Verhinderung von Krankheiten beitragen und den Heilungsprozeß unterstützen können. Wir alle sind für unseren eigenen Gesundheitszustand und unser Wohlbefinden selbst verantwortlich. Wenn wir uns bewußt machen, welche Art von Nahrung wir benötigen, können wir dafür sorgen, daß unser Körper die richtigen, lebenswichtigen Nährstoffe in angemessener Menge erhält. Wenn wir dagegen ignorieren, welche Nahrung unser Körper braucht, ist das ebenso schädlich wie ständige Völlerei. Das Geheimnis einer gesunden Ernährung sind reine, natürliche Lebensmittel.

LEBENSMITTELALLERGIEN

Wir wissen, daß der Körper bei Lebensmittelallergien einen Überschuß an Histaminen (bestimmte Proteine) produziert, der die Schleimhäute so weit anschwellen läßt, daß sich die Luftröhre (Lunge) verengt und sogar der Kreislauf unterbrochen werden kann. Bei Allergien wie Asthma, Heuschnupfen, starker Dermatitis (Hautentzündung) oder Gastroenteritis (Entzündung des Darm- und Magentrakts) werden als Reaktion auf die Reizung große Mengen von Schleim produziert. Dadurch verstopfen Lunge, Nase und die Nebenhöhlen, und der überschüssige Schleim tritt in den Darmkanal ein. Die richtige Ernährung ist hier besonders wichtig: Milchprodukte einschränken, weil sie den Schleim noch mehr verdicken, dafür mehr frisches Obst und Gemüse und frisches Wasser.

Die allergische Reaktion
Manchmal tritt eine Überreaktion des Immunsystems auf eine scheinbar harmlose Substanz (Allergen) ein. Bei manchen Menschen produziert das Immunsystem einen Antikörper, der als Immunoglobulin E (IgE) bezeichnet wird und eine entscheidende Rolle bei allergischen Reaktionen spielt. Die IgE-Moleküle bedecken die Oberseite von Mastzellen. Jedes der Moleküle hat einen Rezeptor, der sich mit einem Allergen verbinden kann (eine Substanz, die bei Einnahme den Körper in einen hypersensitiven (überempfindlichen) Zustand versetzt). Diese Reaktion kann durch Pollen, Federn, Fell oder Staubmilben ausgelöst werden. Hier liegt die Ursache für Produktion und Ausschüttung von Prostaglandinen und Histaminen durch die Mastzellen.

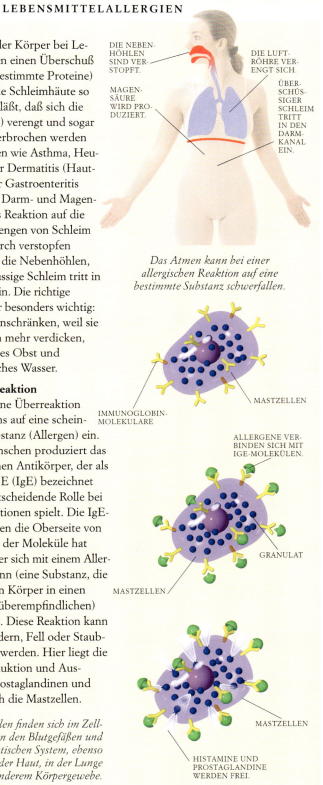

Das Atmen kann bei einer allergischen Reaktion auf eine bestimmte Substanz schwerfallen.

Mastzellen finden sich im Zellgewebe an den Blutgefäßen und im lymphatischen System, ebenso in der Haut, in der Lunge und in anderem Körpergewebe.

Grundtechniken

Folgende Regeln müssen beachtet werden: Zunächst werden der Fuß, die Hand oder das Ohr genau untersucht. Dadurch erkennt man Besonderheiten der Hautbeschaffenheit oder empfindliche Bereiche, die auf ein Ungleichgewicht hinweisen, Ursache einer inneren Störung. Dies hilft, zu entscheiden, auf welchen Bereich man sich konzentrieren soll. Außerdem muß man sich auf die Behandlung richtig vorbereiten und alle erforderlichen Hilfsmittel bereitstellen. Schließlich muß man sich die besten Griffe und Drucktechniken für jeden Körperbereich aneignen.

FÜSSE UND HÄNDE

Die Füße werden in drei Schritten untersucht. Zunächst beobachtet man, wie eine Person geht. Am Gang sind mögliche mechanische Störungen erkennbar, Folge schlechter Schuhe oder falscher Körperhaltung. Danach untersucht man die Füße auf sichtbare Besonderheiten der Haut, wie etwa Feuchtigkeit. Sie können auf ein Ungleichgewicht der Körperfunktionen hinweisen. Das gilt auch für Hauterkrankungen wie Dermatitis, Ringelflechte, Fußpilz oder Warzen. Der Zustand der Nägel ist ebenfalls wichtig. Schließlich unterzieht man den ganzen Fuß einem Tastbefund. Damit kann man die Schmerzgrenze einer Person ermitteln. Durch Abtasten erkennt man hochempfindliche Stellen, die auf ein Ungleichgewicht innerer Organe hinweisen, und unempfindliche Bereiche, ein Zeichen für Nervenschäden. In gleicher Weise werden auch die Hände untersucht.

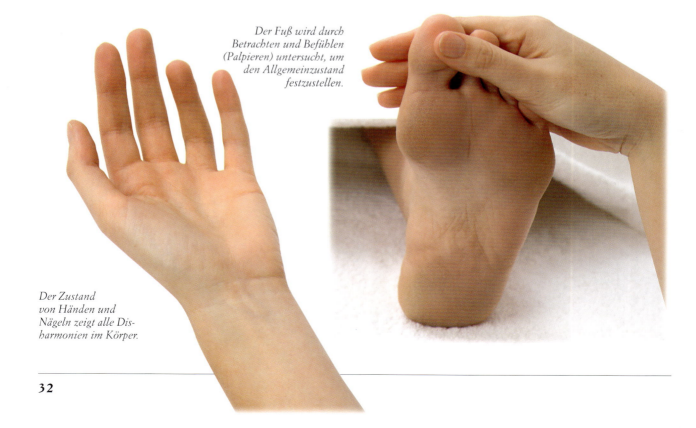

Der Fuß wird durch Betrachten und Befühlen (Palpieren) untersucht, um den Allgemeinzustand festzustellen.

Der Zustand von Händen und Nägeln zeigt alle Disharmonien im Körper.

GRUNDTECHNIKEN

DAS OHR

Zunächst untersucht man das Ohr bei gutem Licht von oben bis unten. Rote Stellen können Zeichen einer Störung im entsprechenden Körperbereich sein. Druck an dieser Stelle kann Unbehagen oder Schmerz bereiten.

Achten Sie auf alle Hautflecken, selbst auf die, die sehr klein sind. Vergleichen Sie die Ohren. Prüfen Sie bei jeder Schwellung und Erhebung, ob diese auf Fingerdruck schmerzt. Fühlt sie sich geschwollen und prall an, kann das auf eine Störung im entsprechenden Körperbereich hinweisen. Sehen Sie dazu die Abbildung des Ohrs im Anhang I *(Seite 135)*.

ALLGEMEINE HINWEISE FÜR DIE BEHANDLUNG

• Wählen Sie einen bequemen Ort, an dem die Person liegen oder sitzen kann, je nachdem, welcher Bereich behandelt wird. Verwenden Sie immer ein Kissen zur Lagerung der Beine oder Arme oder unter dem Kopf.
• Alle Utensilien für die Behandlung sollen griffbereit liegen. Für die Ohr- und Gesichtsbehandlung bieten Sie langhaarigen Personen ein Haarband an.

• Bitten Sie die Person, Ringe oder Ohrringe abzulegen, auch Sie selbst sollten keine Ringe tragen
• Achten Sie darauf, daß Ihre Fingernägel kurz geschnitten sind, um niemanden bei der Druckausübung zu verletzen.
• Die Schmerzgrenze der Menschen ist verschieden. Sanft beginnen ist meist besser.

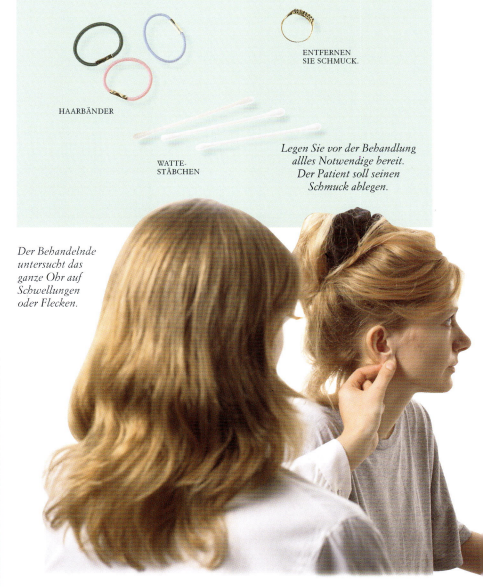

HAARBÄNDER

ENTFERNEN SIE SCHMUCK.

WATTE-STÄBCHEN

Legen Sie vor der Behandlung alles Notwendige bereit. Der Patient soll seinen Schmuck ablegen.

Der Behandelnde untersucht das ganze Ohr auf Schwellungen oder Flecken.

IHRE NÄGEL

• Erhebungen und erhobene Linien oder auffallend gekrümmter »Hakenwuchs« können auf eine überaktive Schilddrüse hinweisen.
• Horizontale Linien sind ein möglicher Hinweis auf zuviel Säure im Körper, Atemprobleme oder ein Trauma.
• Einbuchtungen oder Dellen lassen auf eine Hauterkrankung wie zum Beispiel ein Ekzem oder Dermatitis schließen.
• Löffelförmige Nägel könnten auf Eisenmangel hindeuten.
• Weiße Flecken zeigen sich oft bei einem schwachen Allgemeinzustand oder einem Trauma.
• Sehr weiße Nägel sind mögliche Anzeichen für eine systemische Störung.
• Blaue oder lilafarbene Nägel sind vermutlich auf Kreislaufstörungen zurückzuführen.
• Leicht abgelöste und gelbe Nägel weisen im allgemeinen auf eine Infektion hin.

REFLEXZONENTHERAPIE

Griff- und Haltetechniken

Sie können verschiedene Griff- und Haltetechniken anwenden, um die betroffenen Zonen am wirksamsten bearbeiten zu können und sich selbst und der zu behandelnden Person optimale Unterstützung zu geben. Stützen Sie die Hand oder den Fuß des Patienten sanft, aber fest, seine Haut soll dabei nicht straff gespannt oder verschoben werden, statt dessen müssen der Fuß oder die Hand locker und natürlich fallen, damit jede Spannung vermieden wird.

HÄNDESCHÜTTELN
Der Standardgriff bei der Arbeit an der Hand ist die Position des »Händeschüttelns«.

GRIFF FÜR DEN UNTEREN TEIL DES FUSSES
Wenn Sie den Fußbereich unterhalb der Taillenlinie bearbeiten, lassen Sie die Ferse des Patienten in der Handfläche der Stützhand ruhen. Ihr Daumen sollte an der Einbuchtung direkt unterhalb des großen Zehs liegen; dies verhindert, daß sich der Fuß nach außen spreizt.

STANDARDGRIFF FÜR DEN FUSS
Wenn Sie im vorderen Bereich des Fußes arbeiten, halten Sie den Fuß von oben; die Haut zwischen Ihrem Daumen und Zeigefinger berührt die Außenseite des Fußes, Ihre vier Finger sind an der Fußspitze, der Daumen preßt leicht gegen den Fußballen. Dehnen Sie den Hand- oder Fußrücken sanft, so daß die Zehen nicht von Ihnen wegweisen.

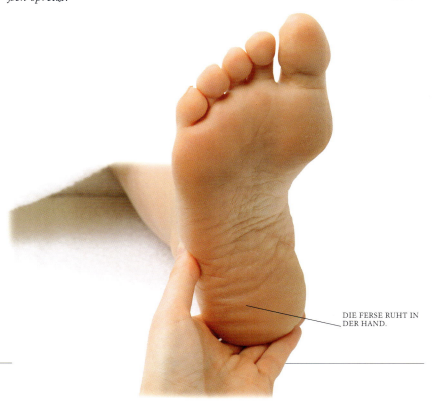

DIE FERSE RUHT IN DER HAND.

GRUNDTECHNIKEN

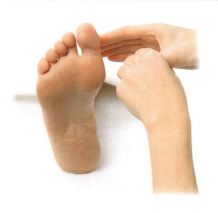

ARBEIT AN DER VORDERSEITE
Bei der Arbeit an der Fußspitze (dorsale Vorderseite) bilden Sie mit Ihrer Stützhand eine Faust. Der Daumen der Behandlungshand liegt zwischen dem Daumen und Zeigefinger der Stützhand. So können Sie wie mit einer Zange arbeiten. Für den Handrücken haken Sie Ihren rechten Daumen unter den rechten Daumen des Patienten und stützen seine Hand in Ihrer Handfläche.

STÜTZGRIFF
MIT DER FLACHEN HAND
Sie können den Fuß auch mit der Handfläche oder dem -rücken stützen.

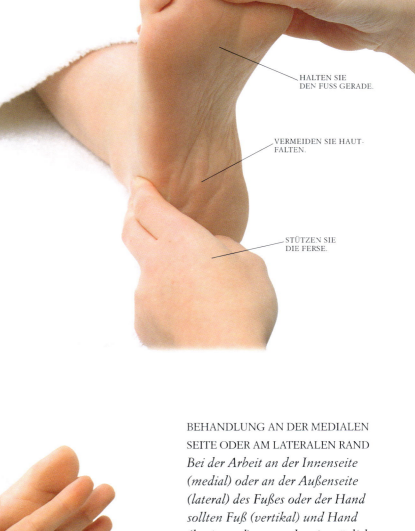

HALTEN SIE DEN FUSS GERADE.

VERMEIDEN SIE HAUTFALTEN.

STÜTZEN SIE DIE FERSE.

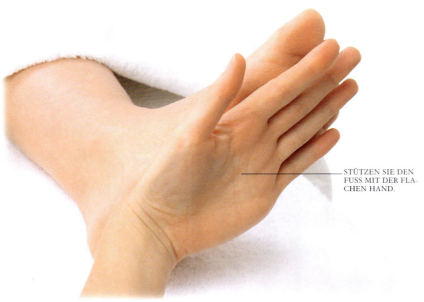

STÜTZEN SIE DEN FUSS MIT DER FLACHEN HAND.

BEHANDLUNG AN DER MEDIALEN SEITE ODER AM LATERALEN RAND
Bei der Arbeit an der Innenseite (medial) oder an der Außenseite (lateral) des Fußes oder der Hand sollten Fuß (vertikal) und Hand (horizontal) so gerade wie möglich gehalten werden. So vermeiden Sie Hautfalten, die die Bewegung behindern würden. Arbeiten Sie folgendermaßen: Bei der Massage am inneren Rand stützen Sie den linken Fuß des Patienten mit Ihrer rechten Hand und arbeiten mit der linken. Für den äußeren Rand müssen Sie die Hände wechseln: Die linke Hand stützt den Fuß und die rechte arbeitet (und so fort).

35

REFLEXZONENTHERAPIE

Drucktechniken

Es gibt viele Möglichkeiten, auf die Haut Druck auszuüben. Manchmal wird abwechselnd gedrückt und nachgelassen, bei anderen Techniken wird der Druck beibehalten, während sich die Hände bewegen, wie bei einer Massage. In den verschiedenen Bereichen kann man entweder mit dem Daumen, den Fingern, den Knöcheln oder der flachen Hand drücken.

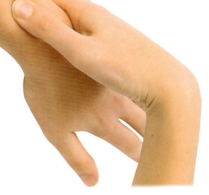

DAUMENDRUCK

ABWECHSELNDER DAUMEN- ODER FINGERDRUCK

Dies ist eine sehr präzise Technik zur Bearbeitung spezieller Reflexzonen. Dabei wird der Daumen (oder Finger) zur Palpation oder für kurzen Druck auf eine Zone eingesetzt. Dann wird der Druck gelöst (während der Daumen auf der Haut des Patienten verweilt), und der Daumen wandert zur nächsten Zone, dort wird erneut Druck ausgeübt.

ROTIERENDER DAUMEN-, FINGER- ODER KNÖCHELDRUCK

Üben Sie den Druck mit dem Daumenballen aus, damit Ihr Nagel sich nicht in die Haut des Patienten gräbt. Der Druck auf die Reflexzone soll stark sein und gehalten werden, dabei führen Sie zwei oder drei kleine Rotationen in Uhrzeigerrichtung und umgekehrt um die Zone herum. Dann wird der Druck gelöst, und der Daumen bewegt sich zur nächsten Zone. Statt der Daumen können Sie auch die Mittelfinger oder Knöchel einsetzen.

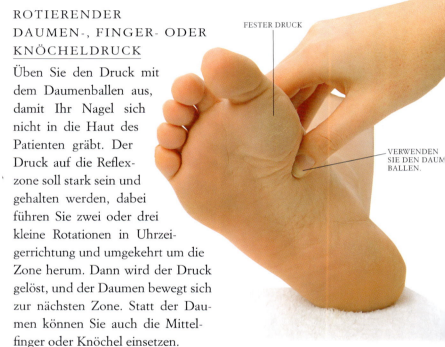

FESTER DRUCK

VERWENDEN SIE DEN DAUMBALLEN.

ROTIERENDER DAUMENDRUCK

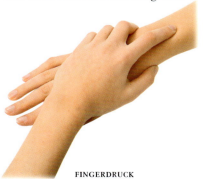

FINGERDRUCK

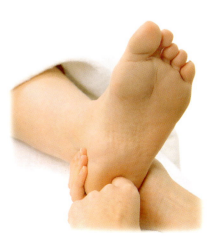

ROTIERENDER KNÖCHELDRUCK

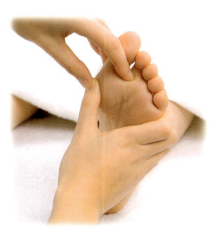

ROTIERENDER FINGERDRUCK

GRUNDTECHNIKEN

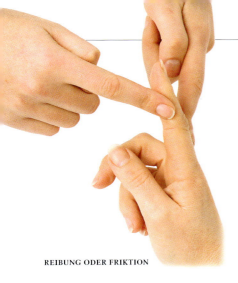

REIBUNG ODER FRIKTION

KNETEN

Kneten ist hilfreich bei Bereichen, in denen die Haut unempfindlich oder dick und fest ist (wie bei der Ferse) und stärkerer Druck für eine Stimulierung nötig wird. Bilden Sie eine Faust und setzen Sie dabei die Knöchel ein. Entweder führen Sie eine leichte Kreisbewegung wie beim Teigkneten aus, oder Sie drücken und pressen mit der Stützhand vor und zurück. *(Siehe* Kneten, *Seite 39 und* Knöcheldruck, *Seite 42).*

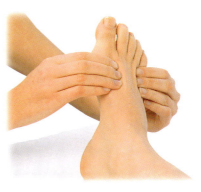

GEHEN AUF DEN FÜSSEN (DORSAL)

REIBUNG ODER FRIKTION

Durch Reibung wird der Körperbereich für die Behandlung erwärmt und entspannt. Jeder Finger oder jede Zehe können so einzeln massiert werden. Der Daumen wird an der Seite des Fingers und des Mittelfingers der anderen Person in einem Zangengriff gehalten und sanft gerieben. Dabei bewegen sich Daumen und Zeigefinger in die Gegenrichtung. Sie können auch mit Ihren beiden Handflächen an den Fußrändern reiben. *(Siehe* Seitenreibung *Seite 39).*

GEHEN

Die Gehtechnik eignet sich für sanften Druck auf größere Bereiche wie den Hand- oder Fußrücken (dorsal) und kann mit einer oder beiden Händen ausgeübt werden. Die Faust der Stützhand liegt auf der Handfläche oder Fußsohle zur Unterstützung (verwenden Sie die Daumen, wenn Sie mit beiden Händen arbeiten). Dann lassen Sie zwei oder drei Finger (wie es am bequemsten ist) über den Fuß oder die Hände laufen. Beginnen Sie entweder an den Zehen oder den Fingern und arbeiten Sie dann in Richtung Fußknöchel oder Handgelenk. Sie können auch von den Seiten zur Mitte des Hand- oder Fußrückens hin arbeiten.

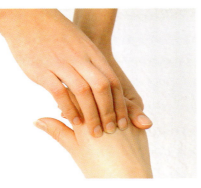

GEHEN AUF DEN HÄNDEN (DORSAL)

KNETEN MIT DEN KNÖCHELN.

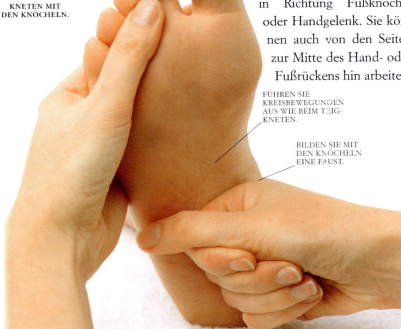

REIBUNG ODER FRIKTION

FÜHREN SIE KREISBEWEGUNGEN AUS WIE BEIM TEIGKNETEN.

BILDEN SIE MIT DEN KNÖCHELN EINE FAUST.

REFLEXZONENTHERAPIE

Einleitende Entspannungssequenz

Die Entspannungstechniken sollen Muskelverspannungen im ganzen Körper und in dem jeweiligen Bereich, an dem gearbeitet wird, lockern und empfehlen sich zu Beginn einer Behandlung. Ihr Ablauf ist nicht festgelegt. Sie können diese Techniken auch während der Sitzung anwenden, wenn Sie mit einem neuen Abschnitt beginnen. Die Entspannungstechnik ist für Hände und Füße geeignet.

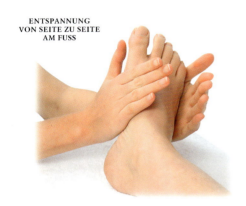

ENTSPANNUNG VON SEITE ZU SEITE AM FUSS

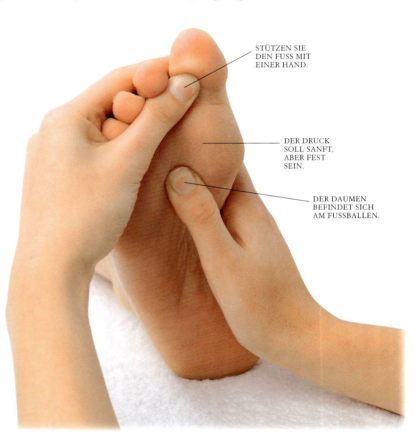

STÜTZEN SIE DEN FUSS MIT EINER HAND.

DER DRUCK SOLL SANFT, ABER FEST SEIN.

DER DAUMEN BEFINDET SICH AM FUSSBALLEN.

ZWERCHFELLENTSPANNUNG

ENTSPANNUNG VON SEITE ZU SEITE
Legen Sie beide Hände auf die Seiten der Fußballen, dann bewegen Sie den Fuß zwischen den Händen abwechselnd vor und zurück. Das lockert Muskeln und entspannt die Atemwege. Wird die Technik an den Händen durchgeführt, zeigt die Handfläche des Patienten auf Sie, und Sie halten sie mit Ihren Daumen neben Daumen und kleinem Finger.

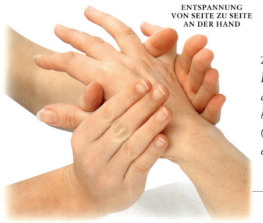

ENTSPANNUNG VON SEITE ZU SEITE AN DER HAND

ZWERCHFELLENTSPANNUNG
Diese Technik unterstützt ebenfalls die Atmung. Der Daumen der Arbeitshand liegt an der Innenseite (medial) des Fußballens und übt einen sanften, festen Druck aus. Die andere Hand stützt den Fuß. Führen Sie diese Technik an den Händen durch, so stützen Sie von der Seite des kleinen Fingers aus und arbeiten mehrmals über die Fingerballen.

EINLEITENDE ENTSPANNUNGSSEQUENZ

KNETEN DER HÄNDE

FORMEN DES
FUSSES ODER DER HAND
Beide Handflächen arbeiten zusammen: Eine liegt am Hand- oder Fußrücken und eine auf der Handfläche oder Fußsohle des Patienten. Arbeiten Sie von der Außenseite (lateral) her, als ob Sie in Ihrer Hand Teig rollen. Das entspannt Brustkorb, Herz und Schultern.

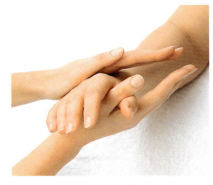

FORMEN DER HÄNDE

KNETEN DER ZEHEN-
ODER FINGERWURZELN
Bilden Sie mit Ihrer Handfläche eine Faust. Die Knöchel liegen in einer Linie mit den Zehenwurzeln auf der Fußsohle, die Stützhand befindet sich an der obersten Stelle der Vorderseite (Ihr Zeigefinger liegt auf einer Linie mit den Zehenwurzeln). Schieben Sie mit Ihrem Knöchel und pressen Sie abwechselnd mit der Stützhand. Diese Technik entspannt den Schultergürtel und wirkt auf den Lungen- und Brustbereich. Verwenden Sie die rechte Hand am rechten Fuß und die linke Hand am linken Fuß, und arbeiten Sie vom äußeren Rand aus, damit kein übermäßiger Druck auf das Großzehengelenk ausgeübt wird.

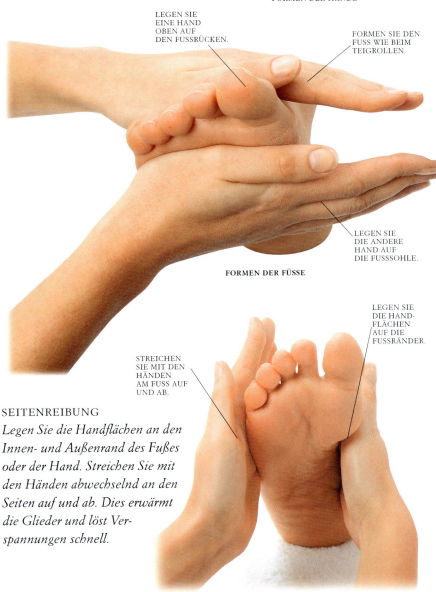

LEGEN SIE EINE HAND OBEN AUF DEN FUSSRÜCKEN.

FORMEN SIE DEN FUSS WIE BEIM TEIGROLLEN.

LEGEN SIE DIE ANDERE HAND AUF DIE FUSSSOHLE.

FORMEN DER FÜSSE

STREICHEN SIE MIT DEN HÄNDEN AM FUSS AUF UND AB.

LEGEN SIE DIE HANDFLÄCHEN AUF DIE FUSSRÄNDER.

SEITENREIBUNG
Legen Sie die Handflächen an den Innen- und Außenrand des Fußes oder der Hand. Streichen Sie mit den Händen abwechselnd an den Seiten auf und ab. Dies erwärmt die Glieder und löst Verspannungen schnell.

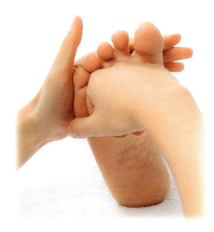

KNETEN DER FÜSSE

SEITENREIBUNG

39

REFLEXZONENTHERAPIE

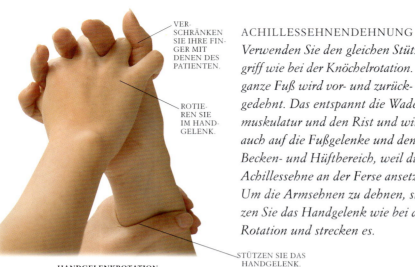

VER-
SCHRÄNKEN
SIE IHRE FIN-
GER MIT
DENEN DES
PATIENTEN.

ROTIE-
REN SIE
IM HAND-
GELENK.

STÜTZEN SIE DAS
HANDGELENK.

HANDGELENKROTATION

ACHILLESSEHNENDEHNUNG
Verwenden Sie den gleichen Stützgriff wie bei der Knöchelrotation. Der ganze Fuß wird vor- und zurückgedehnt. Das entspannt die Wadenmuskulatur und den Rist und wirkt auch auf die Fußgelenke und den Becken- und Hüftbereich, weil die Achillessehne an der Ferse ansetzt. Um die Armsehnen zu dehnen, stützen Sie das Handgelenk wie bei der Rotation und strecken es.

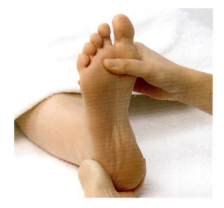

DEHNEN SIE DEN FUSS NACH HINTEN.

ROTATION DES FUSSKNÖCHELS UND DES HANDGELENKS
Bei der Arbeit am Fuß lassen Sie den Fußknöchel sanft rotieren, dabei stützen Sie mit einer Hand die Ferse (siehe Seite 34). Ihr Daumen zeigt zur kleinen Zehe, die andere Hand stützt das Großzehgelenk. Rotieren Sie mehrere Male in beide Richtungen. Wenn Sie an der Hand arbeiten, verschränken Sie Ihre Finger mit denen des Patienten.

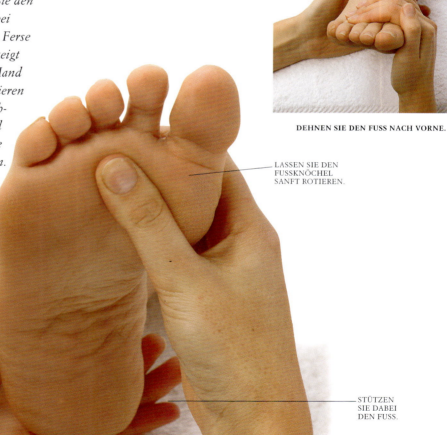

DEHNEN SIE DEN FUSS NACH VORNE.

LASSEN SIE DEN
FUSSKNÖCHEL
SANFT ROTIEREN.

KNÖCHELROTATION

STÜTZEN
SIE DABEI
DEN FUSS.

EINLEITENDE ENTSPANNUNGSSEQUENZ

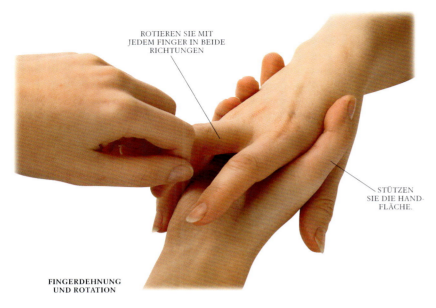

ROTIEREN SIE MIT JEDEM FINGER IN BEIDE RICHTUNGEN

STÜTZEN SIE DIE HANDFLÄCHE.

FINGERDEHNUNG UND ROTATION

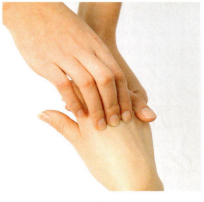

GEHEN AUF HÄNDEN (DORSAL)

ZEHEN- UND FINGERDEHNUNG UND ROTATION
Rotieren und dehnen Sie jede Zehe und jeden Finger sanft in beide Richtungen, dabei wird der Fußballen bzw. die Handfläche gestützt.

RIPPENTECHNIK
Die Daumen liegen auf der Handfläche oder der Fußsohle. Biegen Sie drei Finger jeder Hand nach innen und arbeiten Sie in einer Wechselbewegung von den Seiten nach oben zur Mitte, bis sich die Finger beinahe an der Mittellinie auf der Oberseite (dorsal) treffen (Vermeiden Sie es, kleine Hautstellen an den Enden zu kneifen). Wiederholen Sie diese Technik mehrmals und arbeiten Sie dabei langsam an Fuß bzw. Hand hinauf zur Taillenlinie.

ABWÄRTS GEHEN AM HANDRÜCKEN
Dies entspannt den ganzen Körper. Benützen Sie drei Finger. Mit der Faust stützen Sie die Handfläche. Arbeiten Sie von der Taille zwischen Daumen und Zeigefinger zur Spitze des Handrückens.

GEHEN AUF DEM FUSSRÜCKEN
Benützen Sie den gleichen Griff wie bei der Rippentechnik und lassen Sie die Finger in leicht diagonalen Linien zum Fußrücken gehen (siehe Seite 37). Das entspannt die Bauchdecke, regt die Beckenmuskeln an und hilft dem unteren Rücken.

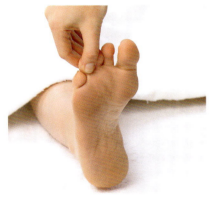

ZEHENDEHNUNG UND ROTATION

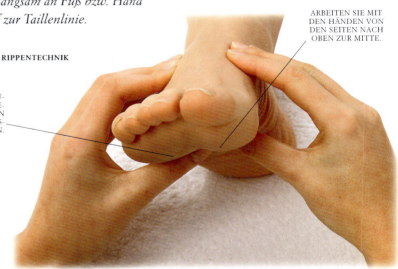

RIPPENTECHNIK

DIE DAUMEN LIEGEN AN DEN FUSSSOHLEN.

ARBEITEN SIE MIT DEN HÄNDEN VON DEN SEITEN NACH OBEN ZUR MITTE.

HINWEIS

Achten Sie bei Arthritiskranken darauf, die Technik besonders sanft durchzuführen, damit zusätzliche Schmerzen und Schäden am Gelenk vermieden werden. Bei schweren Erkankungen ist von dieser Technik abzuraten.

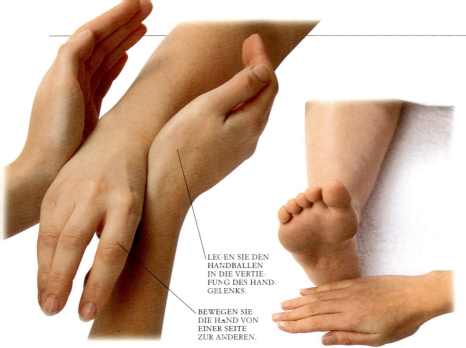

LEGEN SIE DEN HANDBALLEN IN DIE VERTIEFUNG DES HANDGELENKS.

BEWEGEN SIE DIE HAND VON EINER SEITE ZUR ANDEREN.

LOCKERUNG DES HANDGELENKS

HACKTECHNIK

KNÖCHELTECHNIK AN FUSS ODER HAND

Streichen Sie mit beiden Knöcheln von Mittel- und Zeigefinger in vertikalen Streifen über Fuß oder Hand. Die Knöchel sollen locker sein. Bei der Arbeit an Reflexzonen reiben Sie den Bereich in leichten Kreisen mit dem Mittelglied des Zeigefingers.

LOCKERUNG DER FUSS- UND HANDGELENKE

Legen Sie Ihren Handballen unterhalb des Daumens in die Vertiefung an Ferse oder Handgelenk des Patienten und bewegen Sie den Fuß oder die Hand von einer Seite zur anderen. Drücken Sie nicht auf die Knochen und schütteln Sie Hand und Fuß nicht!

HACKTECHNIK

Diese Technik eignet sich gut für Füße und Zehen. Schlagen Sie von der Seite aus leicht und flink die Fußsohle entlang von unten nach oben. Verwenden Sie dazu die Außenkante des kleinen Fingers.

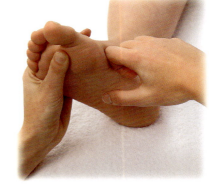

KNÖCHELTECHNIK AN DER WIRBELSÄULENZONE

> **TIP:**
> Legen Sie vor der Arbeit alle Ringe ab.

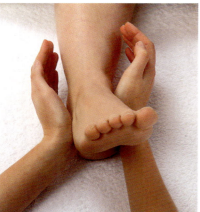

LOCKERUNG DES FUSSGELENKS

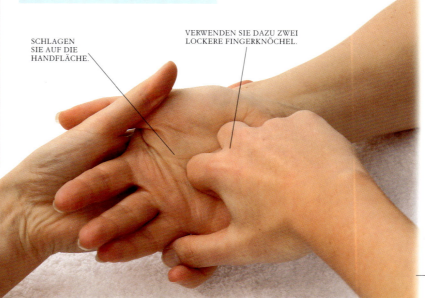

SCHLAGEN SIE AUF DIE HANDFLÄCHE.

VERWENDEN SIE DAZU ZWEI LOCKERE FINGERKNÖCHEL.

KNÖCHELTECHNIK

WIRKUNG DER ENTSPANNUNGSTECHNIKEN

Die Entspannungstechniken stimulieren den Kreislauf in einem bestimmten Bereich. Das führt oft zur Linderung von Schmerzen in dem entsprechenden Körperteil und trägt damit zur Muskelentspannung bei.

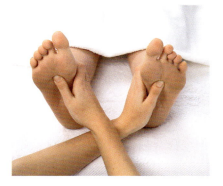

ROTATION DES SOLAR PLEXUS

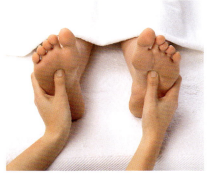

ENTSPANNUNG DES SOLAR PLEXUS

ROTATION DES SOLAR PLEXUS (NUR FÜR DIE FÜSSE)
Kreuzen Sie die Hände und legen Sie die Daumen auf die Reflexzonen direkt unter den Fußballen. Rotieren Sie mit Ihren Daumen drei Mal nach innen. Es ist einfacher, wenn Sie dazu ein wenig Creme auftragen und vorher das untere Bein und den Fuß am Ende der Behandlung massiert haben.

ENTSPANNUNG DES SOLAR PLEXUS (NUR FÜR DIE FÜSSE)
Beide Daumen liegen an den gleichen Stellen wie bei der Solar-Plexus-Rotation. Üben Sie festen Druck aus, während der Patient einatmet. Die Hand wird dabei nicht bewegt. Wiederholen Sie die Technik dreimal.

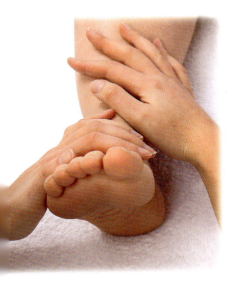

SCHWUNGVOLLE SCHLÄGE

SCHWUNGVOLLE SCHLÄGE
Sie können am ganzen Fuß oder der ganzen Hand rhythmisch durchgeführt werden. Die Blutzirkulation verstärkt sich, überschüssige Flüssigkeitsansammlungen werden gelockert und Schwellungen gehen zurück.

FAUSTTECHNIK
Mit der geschlossenen Faust und dem Handansatz schlagen Sie mehrere Male auf die Ferse oder den unteren Handballen. Damit wird das harte, feste Gewebe aufgelockert.

FAUSTTECHNIK

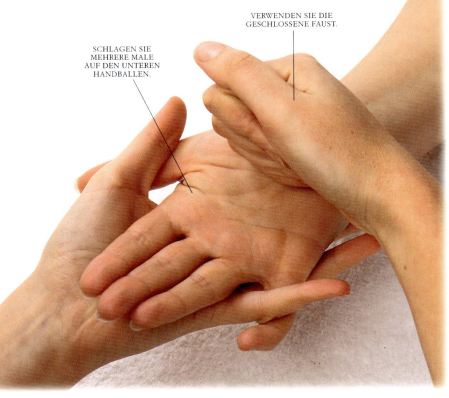

SCHLAGEN SIE MEHRERE MALE AUF DEN UNTEREN HANDBALLEN.

VERWENDEN SIE DIE GESCHLOSSENE FAUST.

Behandlung der Füße und Hände

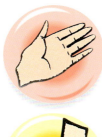

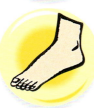

Reflexzonentherapie behandelt vor allem Hände und Füße.

In diesem Abschnitt des Buches zeigen wir die zu den einzelnen Körpersystemen gehörenden Reflexzonen an Füßen und Händen. Sie erfahren, wie dort entsprechend dem zugehörigen Körperbereich oder dem organischen System gearbeitet wird. Sie können nicht nur in der abgebildeten Richtung, sondern auch in Gegenrichtung arbeiten, um eine optimale Stimulierung zu erzielen. Jede Übungsfolge kann entweder als vorbeugende Maßnahme zur Gesunderhaltung des Körpers oder als spezielle Therapie zur Beseitigung von Ungleichgewichten angewandt werden. Allgemeine Störungen für jedes System behandelt ein späteres Kapitel.

Die Füße werden am häufigsten in die Reflexzonentherapie einbezogen. Sie sind die Grundlage unseres Körpers und tragen das Gewicht des ganzen Skeletts. Sie führen Bewegungen aus und wirken als Stoßdämpfer. Doch wie bei jedem Gebäude können durch einen mangelhaften Unterbau schließlich ernsthafte Schäden auftreten. Eine schlechte Biomechanik der Füße kann durch Vererbung, ungünstiges Schuhwerk, Fehlhaltung oder auch als Folgeerscheinung nach einem Sturz oder Unfall entstehen. Sie führt zur Verformung der Wirbelsäule und ist oft von Nervenreizungen begleitet, die bis in den Kopf reichen und alle Körperfunktionen in Ungleichgewicht bringen können.

Die meisten Reflexzonentherapeuten bearbeiten die Füße. Die Erfahrungen mit Akupressur, Shiatsu und Akupunktur in China haben aber gezeigt, daß sich auch die Hände für eine vollständige Reflexzonentherapie eignen. Es gibt hier zusätzliche Reflexzonen für eine Vielzahl von Störungen. Die Hände eignen sich vor allem für die Selbstbehandlung und für Erste Hilfe.

Die Füße sind der Teil des Körpers, an dem die Reflexzonentherapeuten am häufigsten arbeiten.

DIE FUNKTIONEN DES KÖRPERS UND DIE REFLEXZONEN

Die Körperfunktionen abeiten nicht getrennt für sich allein, sondern in einer fein abgestimmten Balance zwischen jedem Organ innerhalb dieses Systems. Alle Systeme des Körpers spiegeln sich in bestimmten Bereichen des Fußes und der Hand. Wenn man von den Zehen bis zu den Fersen oder von den Fingerspitzen über die Handflächen entlanggleitet, berührt man dort eine ganze Reihe von Reflexzonen. Die Gehirn- und Kopfreflexbereiche sitzen rund um die Finger, der Brustbereich am Hand- oder Fußrücken. Der Bauchbereich in der Mitte des Körpers und die Fortpflanzungsorgane im Unterleib und im Becken befinden sich an der Fußsohle und am Handansatz.

BEHANDLUNG DER FÜSSE UND HÄNDE

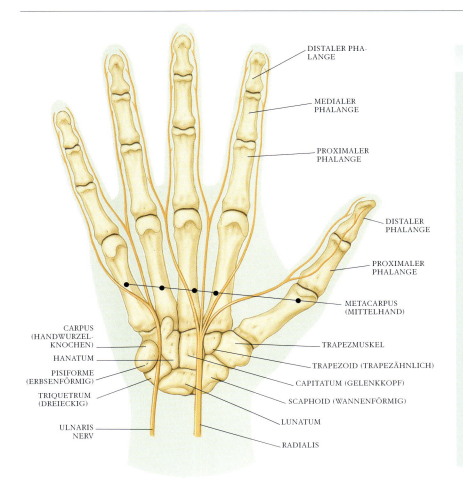

DER AUFBAU DES FUSSES UND DER HAND

Der Fuß und die Hand haben einen sehr ähnlichen Aufbau. Das ist verständlich, wenn man bedenkt, daß zu einer bestimmten Zeit ihrer Entwicklungsgeschichte alle zweifüßigen Tiere Vorfahren hatten, die auf vier Füßen gingen. Die Struktur des Fußes und der Hand kann in je drei Abschnitte unterteilt werden: die Fingerknochen (Daumen, Finger, Zehen), die mit wissenschaftlichem Namen als Phalangen bezeichnet werden; die Mittelknochen der Hände und Füße, wissenschaftlich als Metacarpalen oder Metatarsalen bezeichnet; und die Knochen, die das Handgelenk und den Hinterfuß, also die Ferse bilden, die Carpalen und Tarsalen. Hände und Füße sind überaus sensibel, weil sich in ihnen eine Vielzahl von Nervenenden befindet.

Die Hände und Füße werden in je drei Abschnitte unterteilt und sind in ihrem Aufbau sehr ähnlich.

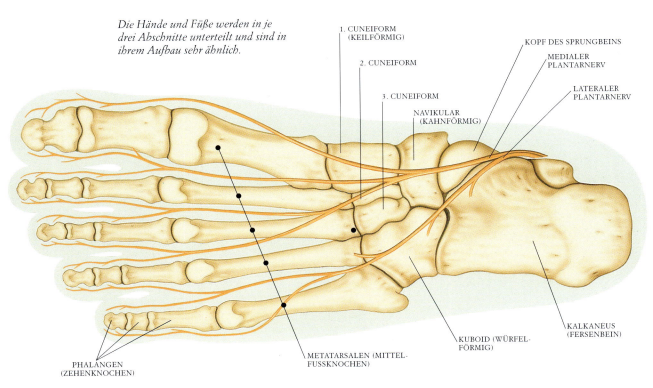

45

Der Kopfbereich

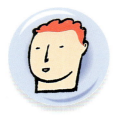

Der Kopf ist die Schaltzentrale des Körpers.

Zum Kopfbereich gehören die Zonen des Gehirns, der Augen, der Ohren, des Gesichts, der Nase, der Nebenhöhlen, des Munds und des Kiefers und der Muskulatur an Nacken und Schultern. Außerdem zählt dazu der Trigeminusnerv, der diese Bereiche durchläuft. Die Reflexzonentherapie kann leichte Infektionen und Schmerzen lindern.

Das Gehirn ist eine sehr komplexe Koordinations- und Schaltzentrale. Hier gehen elektrische und chemische Impulse von den verschiedenen Körperstellen ein und werden von dort auch an sie weitergegeben. Zum Kopfbereich gehören auch Augen, Ohren, Nase und Zunge.

Im Kopfbereich befinden sich feinste Sinnesorgane.

Die Reflexzonen für den Kopfbereich befinden sich an der Oberseite der Zehen und Finger. Berücksichtigen Sie immer alle Finger und Zehen. Wenn Sie in diesem Bereich arbeiten, stellen Sie sich vor, Sie würden auf einem Nadelkissen arbeiten und eine Nadel nach der anderen nach unten drücken. Das vermittelt eine Vorstellung davon, wie klein die aufeinanderfolgenden Schritte sein sollten. Die Behandlung kann bei leichten Infektionen Erleichterung bringen und überschüssigen Schleim lockern, so daß er nicht in die Nebenhöhlen oder durch die Eustachische Röhre (die das Mittelohr mit der Kehle verbindet) in das Mittelohr gelangt. Außerdem wirkt sie schmerzstillend.

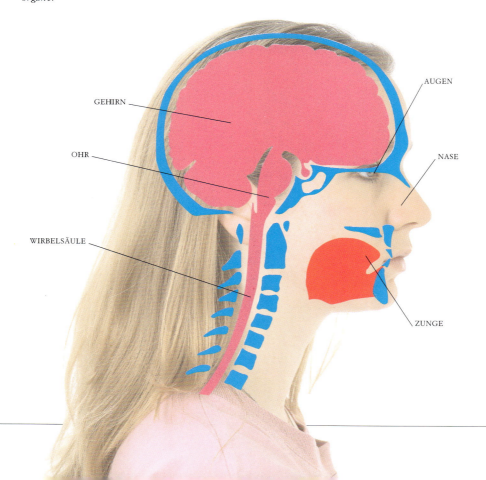

BEHANDLUNG DER FÜSSE UND HÄNDE

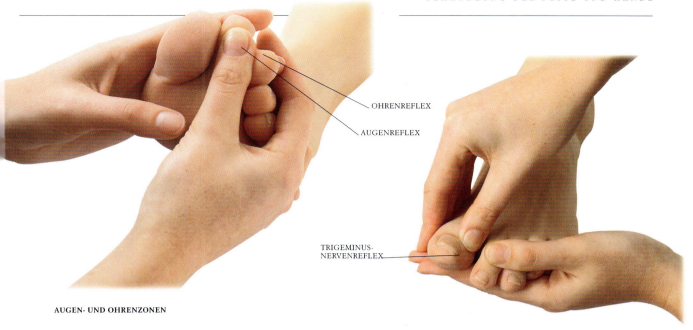

AUGEN- UND OHRENZONEN

AUGEN- UND OHRENZONEN
Sie sitzen an den Gelenken der Finger-/Zehenspitzen (erstere am zweiten und dritten Finger/Zeh, letztere am dritten und vierten). Mehrmals kreisen oder palpieren.

DIE ZONEN
FÜR GESICHT UND ZÄHNE
Die Zonen befinden sich an der dorsalen Oberseite aller Zehen und Finger.

TRIGEMUS-NERV-ZONE
Sie sitzt an der Außenkante von Daumen und großem Zeh.

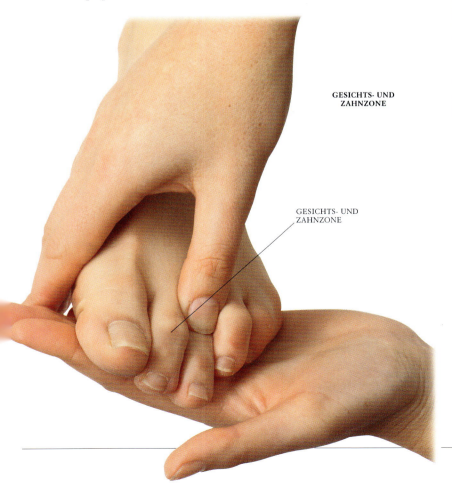

GESICHTS- UND ZAHNZONE

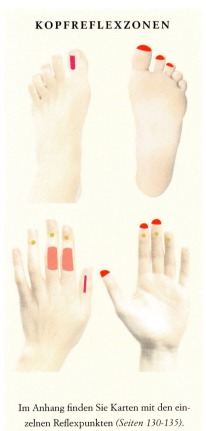

KOPFREFLEXZONEN

Im Anhang finden Sie Karten mit den einzelnen Reflexpunkten *(Seiten 130-135)*.

47

Das Atmungssystem

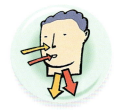

Das Atmungssystem versorgt unser Blut mit frischem Sauerstoff.

Das Atmungssystem besteht aus den Nebenhöhlen, der Nase und den Atmungsorganen im Brustraum, wie Lungen, Zwerchfell und den Verbindungsbahnen – dem Pharynx (Rachen), dem Larnyx (Kehlkopf), der Trachea (Luftröhre) und den Bronchien. Die Reflexzonenbehandlung unterstützt die Atmung, beseitigt Blockaden und lindert Entzündungen.

Die Zonen des Atmungsbereichs befinden sich am oberen und unteren Teil des Hand- oder Fußrückens und reichen bis zur Zwerchfellinie. Eine Behandlung dieses Bereichs löst Blockaden in den schleimproduzierenden Stirn- und Nasenhöhlen, lindert Entzündungen, unterstützt die Atmung und reduziert überschüssige Schleimproduktion. Schleim ist notwendig, um mit den Flimmerhärchen Partikel im Luftstrom aufzufangen. Bei zu viel Fremdstoffen vergrößern sich die schleimproduzierenden Zellen, erhöhen die Produktion und bilden Nährboden für Bakterien.

DIE ATMUNGSZONEN

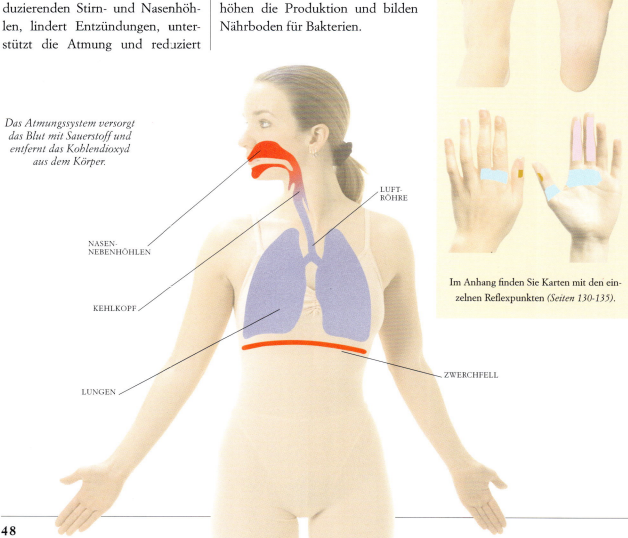

Im Anhang finden Sie Karten mit den einzelnen Reflexpunkten *(Seiten 130-135).*

Das Atmungssystem versorgt das Blut mit Sauerstoff und entfernt das Kohlendioxyd aus dem Körper.

BEHANDLUNGSHILFEN

Die Arbeit an diesen Zonen unterstützt den ganzen Atmungsprozeß, die Zwerchfelltätigkeit und die Muskulatur zwischen den Rippen.

LUNGENBEREICH

Für den Lungenbereich bearbeiten Sie die Ballen unter dem ersten bis zum vierten Finger oder Zeh zwischen den Gelenken und auch die Gelenke selbst. Auf vertikale Ausstreifbewegungen folgen solche in horizontaler Richtung von der Zwerchfelllinie bis zu den Fingerwurzeln quer über die ganze Breite der Hand oder des Fußes (Der Lungenbereich endet zwar in der dritten Zone, doch beziehen Sie so auch die Schulterregion mit ein). Benützen Sie Ihre Daumen an der Sohle oder Handfläche und die Zeigefinger an der Oberseite.

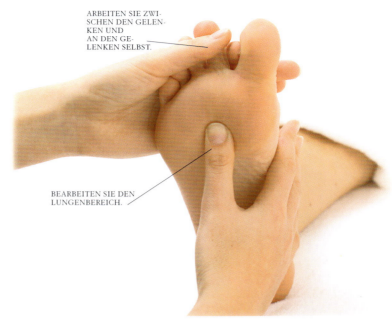

ARBEITEN SIE ZWISCHEN DEN GELENKEN UND AN DEN GELENKEN SELBST.

BEARBEITEN SIE DEN LUNGENBEREICH.

LUNGENZONE

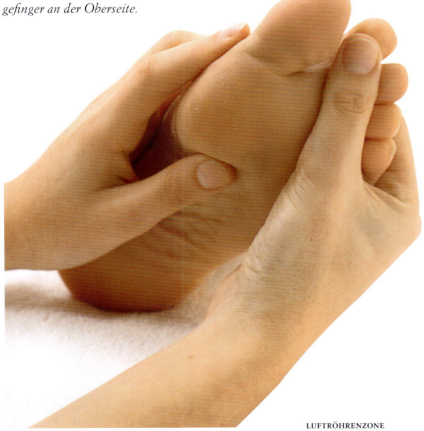

TRACHEA- (LUFTRÖHREN-)-ZONE

DIE LUFTRÖHRENZONE
Sie befindet sich am Innenrand von großem Zeh oder Daumen.

DIE ZWERCHFELLZONE
Sie befindet sich am Fußballen und am Fußgewölbe.

LUFTRÖHRENZONE

REFLEXZONENTHERAPIE

Das endokrine System

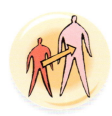

Hormone im Gehirn regulieren das Wachstum.

Zum endokrinen System gehören alle endokrinen Drüsen; sie produzieren Hormone, die unmittelbar in die Blutbahn eintreten und im Körper zirkulieren. Hormone sind chemische Stoffe, die den Stoffwechsel im Körper steuern. Sie regulieren auch das Wachstum, die Fortpflanzung und streßbedingte Reaktionen.

Der Hypothalamus im Gehirn produziert Hormone, die das Wachstum und viele unbewußte Körperfunktionen regulieren, so zum Beispiel den Blutdruck, den Herzschlag, die Urinausscheidung und die Peristaltik *(siehe: Das Verdauungsystem, Seiten 52-53).* Diese Hormone kontrollieren auch Körperzyklen wie den weiblichen Mestruationszyklus und die Sekretion der Hirnanhangdrüse, die wiederum die Hormonproduktion einer Reihe andere Drüsen reguliert. Der Hypothalamus hat auch Einfluß auf unseren emotionalen Zustand.

Die lichtempfindliche Zirbeldrüse im mittleren Teil des Gehirns beeinflußt verschiedene Körperzyklen (Tages- und Nachtzyklus, auch den Schlafzyklus), indem sie die Produktion des Hormons Melatonin steuert.

Die Schilddrüse in der Kehle bestimmt die Geschwindigkeit unseres Stoffwechsels und beschleunigt oder verlangsamt damit alle Vorgänge in unserem Körper. Die Schilddrüse und das Nervensystem stehen bei der Regulierung des Stoffwechsels in einem komplexen Zusammenhang, denn die Hormone der Schilddrüse beeinflußen den Zustand des vorderen (anterioren) Lappens der Hirnanhangdrüse. Die Nebenschilddrüse hinter der Schilddrüse ist zuständig für die Kontrolle des Kalzium- und Phosphathaushalts. Die seitengleichen Drüsen an den Nierenspitzen (Nebennieren) beeinflussen nicht nur den Kohlenstoffstoffwechsel, sondern auch die Immunreaktion. Ihre Hormone hemmen Entzündungen, unterdrücken allergische Reaktionen, gleichen den Zucker-, Mineralien- und Wasserhaushalt des Körpers aus und bereiten den Körper in Notsituationen auf „Kampf oder Flucht" vor.

Die Reflexzonen für das endokrine System liegen auf dem unteren Bereich des Fuß- oder Handrückens, sowie im oberen (für Kopf- und Halsdrüsen) und im mittleren Abschnitt (für die Drüsen in der Körpermitte), ebenso direkt unterhalb der Finger- oder Zehenspitzen (für Schilddrüse und Nebenschilddrüse). Eine Behandlung stabilisiert die Drüsentätigkeit und optimiert den Hormonspiegel.

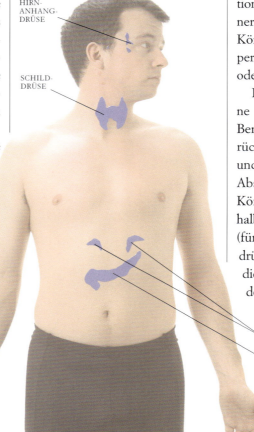

HIRN-
ANHANG-
DRÜSE

SCHILD-
DRÜSE

ADRENALINDRÜSEN

BAUCHSPEICHELDRÜSE

Endokrine Drüsen setzen Hormone frei, die in Blut und den anderen Körperflüssigkeiten zirkulieren.

BEHANDLUNG DER FÜSSE UND HÄNDE

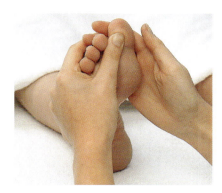

ZONE FÜR DIE HIRNANHANGDRÜSE

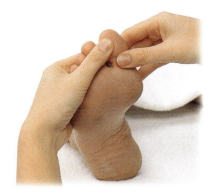

ZONEN DER SCHILDDRÜSE UND NEBENSCHILDDRÜSE

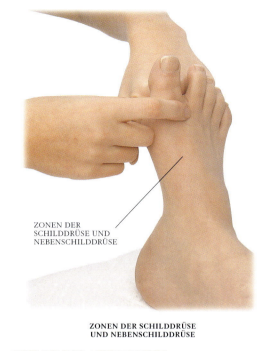

ZONEN DER SCHILDDRÜSE UND NEBENSCHILDDRÜSE

ZONEN DER SCHILDDRÜSE UND NEBENSCHILDDRÜSE

DIE ZONE DER HIRNANHANGDRÜSE UND DER ZIRBELDRÜSE

Sie befinden sich innerhalb des Gehirnreflexbereichs am großen Zeh und Daumen (siehe Kopfbereich, Seiten 46-47). Zur Behandlung geben Sie zusätzlich Druck auf die Ballen von Daumen oder großem Zeh.

DIE ZONEN DER SCHILDDRÜSE UND NEBENSCHILDDRÜSE

Sie befinden sich an den Wurzeln der ersten drei Zehen und Daumen und Finger an beiden Seiten. Arbeiten Sie in beiden Richtungen mit den Daumen oder Zeigefingern.

ADRENALINZONEN

REFLEX DER NEBENNIERE

Diese Zone sollte bei Allergien und Entzündungen angeregt werden. Eine Behandlung hilft bei Gelenkproblemen, vermindert Schmerz und Schwellungen.

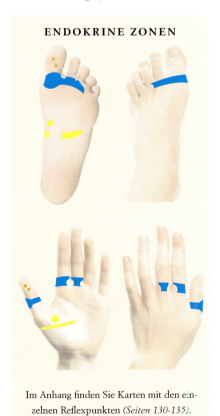

ENDOKRINE ZONEN

Im Anhang finden Sie Karten mit den einzelnen Reflexpunkten *(Seiten 130-135)*.

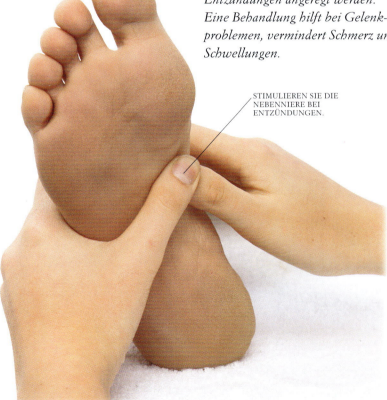

STIMULIEREN SIE DIE NEBENNIERE BEI ENTZÜNDUNGEN.

51

Das Verdauungssystem

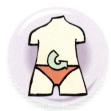

Das Verdauungssystem reagiert auf Streß leicht mit Störungen.

Zum Verdauungssystem gehören alle Organe (Magen, Leber, Gallenblase, Zwölffingerdarm und Bauchspeicheldrüse) und die dazugehörigen Bereiche (vom Mund bis zum Anus), die an dem komplexen Verdauungsprozess beteiligt sind. Dabei wird die Nahrung chemisch aufgespalten, so daß dem Körper Energie und Aufbaustoffe zur Verfügung stehen.

Beim Verdauungsvorgang wird die Nahrung mechanisch und chemisch aufbereitet. Die mechanische Arbeit besorgen die Zähne und die Muskeln des Verdauungstrakts. Die chemische Aufspaltung beginnt im Mund, denn der Speichel enthält Enzyme, die Stärke verarbeiten können. Von der Magensäure werden die Proteine aufbereitet. Im Zwölffingerdarm sorgen eigene Enzyme sowie die der Bauchspeicheldrüse und die Gallenflüssigkeit für die weitere Verarbeitung von Kohlenhydraten, Eiweiß und Fett. Die Gallenflüssigkeit hilft auch bei der Entgiftung. Sie reagiert auf alle Substanzen, die das System vergiften könnten, ob sie nun durch die Nahrung aufgenommen wurden oder sich durch Überschuß aus Stoffwechselvorgängen oder Hormonen angehäuft haben.

Die Reflexzonen für das Verdauungssystem liegen im mittleren und rückwärtigen Bereich von Fußsohle oder Handfläche. Die Behandlung unterstützt die Produktion der Verdauungssäfte sowie die Aufnahme von Nährstoffen und stimuliert die Peristaltik, die rhythmische Arbeit der Darmmuskulatur, bei der Verdauungsbrei und Enzyme vermischt werden. Der Darmtrakt neigt bei Streß zu Störungen. Diese können durch Reflexzonentherapie gelindert werden.

MUND

SPEISERÖHRE

LEBER

MAGEN

DÜNNDARM

DICKDARM

SCHLIESSMUSKEL

Das Verdauungssystem nimmt die Nahrung auf, speichert sie und verdaut sie schließlich. Es sorgt auch für die Ausscheidung von Abfallstoffen.

BEHANDLUNG DER FÜSSE UND HÄNDE

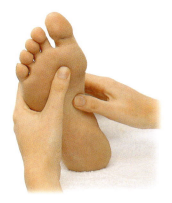

LEBER- UND GALLENBLASEN-ZONEN

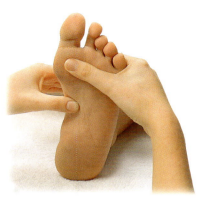

ZONEN DES MAGENS UND DER BAUCHSPEICHELDRÜSE

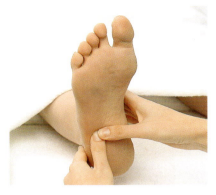

BAUHIN'SCHE KLAPPE

LEBER- UND GALLENBLASEN-ZONEN

Sie befinden sich in der Mitte der rechten Fußsohle und auf der Handfläche der rechten Hand zwischen der Taillenlinie und der Zwerchfellinie von der ersten bis zur vierten, für die Leber nur in der ersten Zone.

DIE ZONEN DES MAGENS UND DER BAUCHSPEICHELDRÜSE

Sie werden am linken Fuß und an der linken Hand im gleichen Bereich diagonal oder horizontal bearbeitet. Die Bauchspeicheldrüse dehnt sich bis zur dritten Zone direkt über der Taillenlinie aus.

hierbei besonders beachtet werden:
1) Einmal der Bereich der Bauhin'schen Klappe. Er liegt am Außenrand des rechten Fußes und der Hand in einer Linie mit der Blase und dem Schließmuskel. Diese Klappe kontrolliert die Bewegungen zwischen Dünndarm und Dickdarm.
2) Die Einbuchtungen im Dickdarm werden als Leberbeugung und 3) als Milzbeugung bezeichnet und sind ebenso wichtig. Beide befinden sich an der Taillenlinie, die Leberbeugung an der rechten Seite unter der Leberzone und die Milzbeugung an der linken Seite unter der Milzzone.
4) Für den Sigmoid wird ebenfalls besonderer Druck benötigt. Diese Zone befindet sich nur am linken Fuß oder an der linken Hand. Drücken Sie mit dem Daumen auf diese Punkte *(siehe S. 41).*

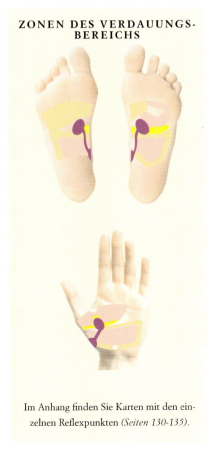

ZONEN DES VERDAUUNGSBEREICHS

Im Anhang finden Sie Karten mit den einzelnen Reflexpunkten *(Seiten 130-135).*

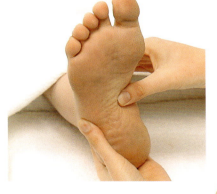

DARMZONE 2 – LEBERBEUGUNG

DER DARMBEREICH

Diese Zone reicht von der Taillenlinie abwärts bis zur Beckenlinie, sie kann durch horizontales Ausstreifen in beide Richtungen behandelt werden. Vier Reflexzonen müssen

SIGMOID-ZONE
DRÜCKEN SIE MIT DEM DAUMEN.
DARMZONE 3

MILZBEUGUNG

Das urologische System

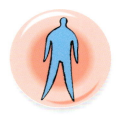

Das urologische System reguliert den Flüssigkeitshaushalt im Körper.

Das urologische System ist das Hauptausscheidungsystem des Körpers (neben der Haut und den Lungen). Zu diesem System gehören die beiden Nieren (sie fungieren als Filtereinheit und produzieren den Urin), die Harnleiter, die Blase und die Harnröhre.

Das urologische System hat die Aufgabe, alle Stoffwechselabfallprodukte aus dem Körper auszuscheiden. Einige dieser Stoffe sind schädlich, wenn sie sich im Körpergewebe ansammeln. Durch ein Filtersystem werden nützliche Bestandteile einschließlich Salz und Wasser ausgesondert. Dann wird die maximale Menge dieser Bestandteile dem Körper wieder zugeführt, bevor die Restflüssigkeit, der Urin, mit den Abfallstoffen durch die Harnröhre ausgeschieden wird. Mit jedem einzelnen Herzschlag filtern und säubern die Nieren etwa 25 Prozent der Blutmenge und sorgen für die ständige Regulierung der Zusammensetzung des Urins, besonders für den Ausgleich der Elektrolyte und Säuren. Die ausgeschiedene Flüssigkeit ist zum größten Teil eine Lösung aus stickstoffhaltigen Schlacken, die von umgewandelten Hormonen und anderen Proteinen stammen. Die Harnleiter sind Röhren, durch die der Urin aus den Nieren in die Blase fließt. Die Blase speichert den Urin, bis sie gefüllt ist, dann tritt er von dort durch den Kanal der Harnröhre aus dem Körper aus. Die Nieren produzieren auch ein Hormon, das auf niedrigen Sauerstoffgehalt reagiert und die Produktion der roten Blutkörperchen anregt. Die Nebennieren sondern unter anderem Hormone ab, die den Wasser- und Salzhaushalt regulieren.

Die Reflexzonen für den urologischen Bereich liegen in der Mitte der Fußsohle oder Handfläche und am inneren (medialen) Hand- oder Fußrücken. Ihre Behandlung wirkt auf an die Blase gerichtete Nervensignale und sorgt für eine normale Blasentätigkeit. Das hilft bei leichten Entzündungen und gleicht den Säurespiegel bei chronischen Infektionen aus.

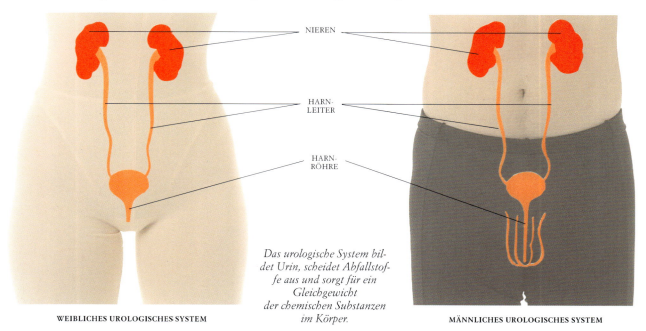

Das urologische System bildet Urin, scheidet Abfallstoffe aus und sorgt für ein Gleichgewicht der chemischen Substanzen im Körper.

WEIBLICHES UROLOGISCHES SYSTEM   **MÄNNLICHES UROLOGISCHES SYSTEM**

BEHANDLUNG DER FÜSSE UND HÄNDE

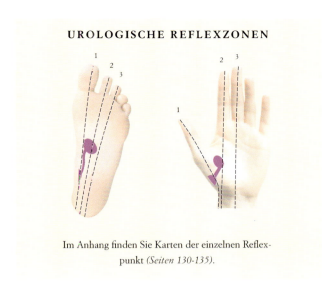

UROLOGISCHE REFLEXZONEN

Im Anhang finden Sie Karten der einzelnen Reflexpunkt *(Seiten 130-135).*

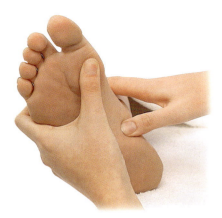

BLASENZONE

DIE BLASEN- UND HARN-RÖHREN-REFLEXZONE

Dieser Bereich ist leicht auszumachen, denn er liegt am inneren (medialen) Rand des Fußes kurz vor dem Fußknöchel auf dem erhobenen weichen Bereich. Auf der Hand befindet sich diese Reflexzone in der Mitte des fleischigen Muskels an der Wurzel des Daumengelenks. Sie können Sie mit Ihren Knöcheln bearbeiten.

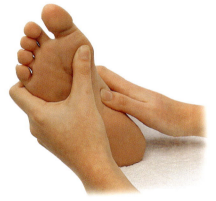

HARNLEITERZONE

DIE HARNLEITERREFLEXZONE

Bearbeiten Sie den inneren Rand von der Zone 1 bis zur Zone 2 direkt oberhalb der Taillenlinie. Diese Bahn folgt der Linie der Harnleiterzone zu den Nierenzonen. Wiederholen Sie diese Behandlung mehrere Male.

NIERENREFLEXZONEN

Sie befinden sich an der Fußsohle und Handfläche. Am Fuß ist es die mittlere Einbuchtung, die zwischen Fußballen und Fußgewölbe direkt oberhalb der Taillenlinie in den Zonen 2 bis 3 liegt. An den Händen befinden sich die Reflexzonen am untersten Punkt der Haut zwischen Daumen und Zeigefinger, unterhalb des Nebennierenpunktes.

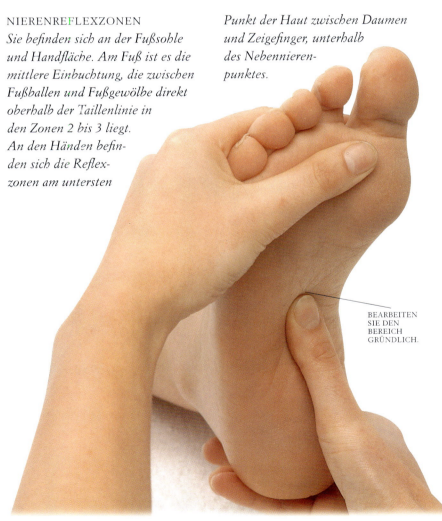

BEARBEITEN SIE DEN BEREICH GRÜNDLICH.

NIERENZONEN

55

REFLEXZONENTHERAPIE

Das Fortpflanzungssystem

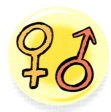

Die Zonen für die Genitalen sind bei Frau und Mann gleich.

Zum Fortpflanzungssystem gehören die primären Geschlechtsorgane (die die Sexualzellen mit der genetischen Information produzieren) und die sekundären genitalen Organe. Bei Frauen sind die primären Organe die beiden Eierstöcke mit den Eileitern, die Gebärmutter und die milchproduzierenden Drüsen. Bei Männern sind es die Hoden, die Prostatadrüse und die Samenleiter.

Die Eierstöcke produzieren die weiblichen Sexualzellen (die Eizellen) und die Hormone Progesteron und Östrogen, die den Menstrualzyklus steuern. Die Eileiter sind die Verbindungskanäle, durch die die Eizellen die Gebärmutter erreichen. Die Befruchtung findet am Ende der Eileiter statt. In der Gebärmutter, einem hohlen Organ mit einer dichten Auskleidung, entwickelt sich der Fötus. Dort bildet sich auch die Plazenta, die den wachsenden Organismus über die Mutter mit Nahrung versorgt. Bei Männern produzieren die Hoden die männlichen Sexualzellen (die Spermien) und das Hormon Testosteron, das die männlichen Sexual- und Körpermerkmale bestimmt. Die Prostatadrüse sondert die Samenflüssigkeit mit den Samenzellen ab. Die Samenleiter sind die Verbindungskanäle, durch die die Spermien in die Harnröhre wandern.

Die Reflexzonen des Fortpflanzungsbereichs sind die oberen (dorsalen) Stellen am Hand- oder Fußrücken und die Bereiche von Fußknöchel und Handgelenk. Die Reflexzonen für Ei- und Samenleiter sind an der gleichen Stelle. Auch die Reflexzonen für die Eierstöcke befinden sich am gleichen Ort wie die der Hoden. Das gleiche gilt auch für Prostata und Gebärmutter. Die Behandlung trägt zum Ausgleich von hormonellen Störungen bei, die menstruelle Probleme verursachen, und hilft außerdem bei Entzündungen im Beckenbereich. Bei beiden Geschlechtern wird die Durchblutung verbessert und eine normale Funktion angeregt.

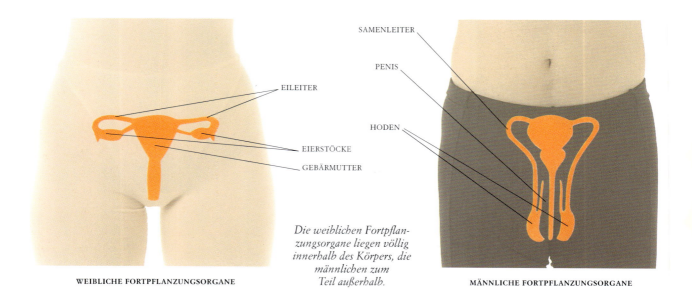

WEIBLICHE FORTPFLANZUNGSORGANE

Die weiblichen Fortpflanzungsorgane liegen völlig innerhalb des Körpers, die männlichen zum Teil außerhalb.

MÄNNLICHE FORTPFLANZUNGSORGANE

BEHANDLUNG DER FÜSSE UND HÄNDE

FORTPFLANZUNGSREFLEXE

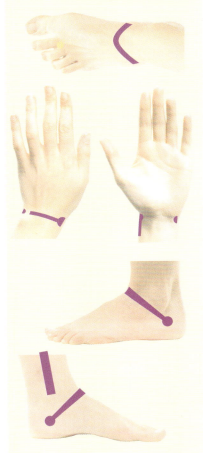

Im Anhang finden Sie Karten mit den einzelnen Reflexpunkten *(Seiten 130-135).*

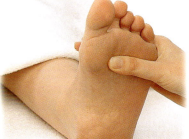

ZONEN DER GEBÄRMUTTER/PROSTATA, MEDIALE SEITE

FORTPFLANZUNGSZONEN

Diese Reflexpunkte befinden sich in der Vertiefung auf jeder Seite des Knöchels und Handgelenks – die Reflexzone für Gebärmutter/Prostata am Innenrand, die der Eierstöcke/Hoden am Außenrand. Diese Zonen können entweder mit den Daumen oder den Zeigefingern in allen Richtungen bearbeitet werden. Um beide Zonen gleichzeitig zu stimulieren, verwenden Sie den Daumen auf der äußeren Reflexzone und den Mittelfinger auf der inneren.

BRUSTREFLEXZONEN

Bei Frauen ist dies ein großer Bereich in den Zonen 2 und 3 auf der obersten Stelle an der Fuß-/Handvorderseite.

EILEITER-/SAMENLEITER-REFLEXZONEN

Diese Reflexzonen liegen auf einer gedachten Linie zwischen der unteren (dorsalen) Seite von Fußknöchel und Handgelenk, die die oben genannten Reflexzonen miteinander verbindet. Um diese Zonen zu bearbeiten und den ganzen Bereich zu entspannen, verschränken Sie Ihre beiden Hände über dieser Linie und der direkt darüberliegenden Reflexzone für die Lymphwege in den Leisten (siehe Seite 61). *Arbeiten Sie mit beiden Daumen vom Knöchel/Handgelenk aufwärts, bis sich die Daumen oben treffen.*

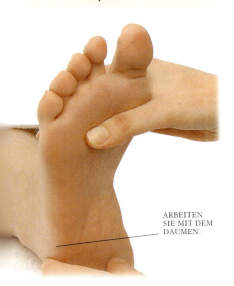

ARBEITEN SIE MIT DEM DAUMEN.

ZONEN DER EIERSTÖCKE/HODEN

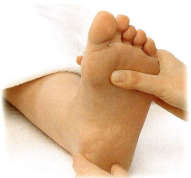

BRUSTZONEN

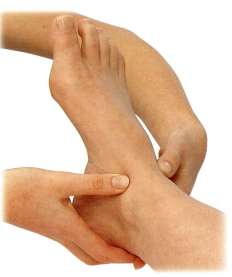

EILEITER-/SAMENLEITER-ZONEN

57

Skelett, Muskulatur und Nervensystem

Damit wir uns bewegen können, verfügt unser Körper über ein komplexes System von Knochen, Gelenken, Bindegewebe, Muskeln und Nerven. Die Nerven sind Teil des neurologischen Systems, dessen Zentrum das Gehirn und dessen zentrale Leitung das Rückenmark ist.

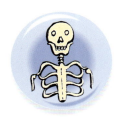

Die Reflexzonentherapie unterstützt die koordinierten Bewegungen und entspannt schmerzende Muskeln.

Die Knochen sind das Gerüst des menschlichen Körpers, das durch die Bänder zusammen gehalten wird. Die Muskeln sind durch die Sehnen mit den Knochen verbunden.

Im Nervensystem ist das Gehirn die Koordinations- und Schaltzentrale *(siehe Seite 46),* und von dort führen die Nervenbahnen in die Muskeln und Organe des Körpers. Das Rückenmark kontrolliert als Verlängerung des Hirnstamms die Reflextätigkeit.

Die Reflexe von Bewegungsapparat und Nerven befinden sich an allen vier Seiten der Füße und Hände. Die Reflexzonen für das Rückgrat liegen an den inneren (medialen) und die der Arme und Beine an den äußeren (lateralen) Seiten. Die Zonen der Muskeln im Rumpf durchlaufen die obere (dorsale) Seite, während sie auf der unteren Seite vor der Taillenlinie liegen

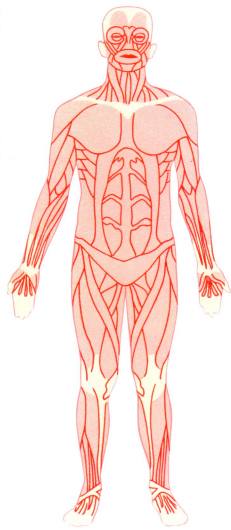

Es gibt über 650 Muskeln im menschlichen Körper, die durch die Sehnen mit den Knochen verbunden sind.

Die Behandlung trägt zur Linderung von Muskelkrämpfen und zu koordinierter Bewegung bei, indem sie die elektrischen Signale, die vom Gehirn nach unten zum Rückenmark laufen, beruhigt und dadurch Muskeln, Bänder und Sehnen entspannt. Da das Gehirn und das Rückenmark die Informationen an den ganzen Körper weiterleiten, werden damit nicht nur diese Bereiche stimuliert, sondern auch das periphere und autonome Nervensystem angeregt, das mit den Sinnesorganen, der Haut und allen Muskeln im Körper in Verbindung steht. Deshalb eignet sich die Behandlung auch, um Erste Hilfe zu leisten. Die Behandlung der Fuß- oder Handreflexzonen für die zervikalen Nerven kann bei fast allen Problemen an Händen und Armen heilend wirken. Das gleiche gilt für Beinbeschwerden bei einer Behandlung der Reflexzonen der Nerven im Lenden- und Kreuzbeinbereich, denn die Nerven der Glieder im Ober- und Unterkörper sind mit dem Rückenmark verbunden.

BEHANDLUNG DER FÜSSE UND HÄNDE

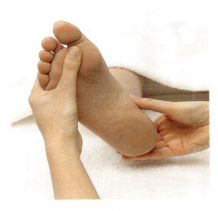
ZONEN DES RÜCKGRATS

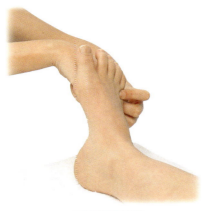
SCHULTERZONEN

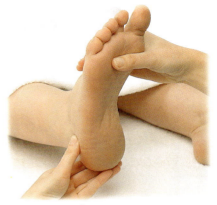
HÜFTE-, BEINZONEN

ZONEN DES RÜCKGRATS
Sie dehnen sich vom zervikalen Rückgrat zum Steißbein aus und laufen am inneren Rand von Fuß und Hand vom unteren Rand des Nagelbetts bis zum Ansatz des Fußes und der Ferse.

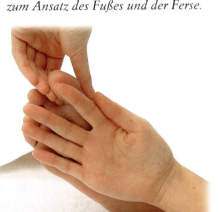
ZONEN DES RÜCKGRATS

SCHULTER-/ARM-ZONE

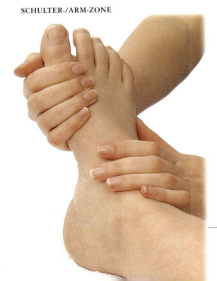

DIE ZONEN DER GLIEDER
Sie befinden sich am äußeren Rand des Fußes und der Hand.
1) Die Schulterreflexzone läuft vom vierten und fünften Finger oder Zeh bis zur Zwerchfellinie.
2) Die Armzone liegt zwischen der Zwerchfellinie und der Taillenzone.
3) Die Ellenbogen-/Knie-Reflexzone liegt an der Taillenlinie (am Fuß an der Wölbung hinter dem Mittelfuß).

HÜFT- UND BEINZONEN
Sie laufen von der Taillenlinie zum Ansatz von Ferse und Hand. Die Reflexzonen für die Muskeln im Becken und am Gesäß befinden sich alle rund um die Ferse des Fußes und die beiden weichen Bereiche am Handansatz.

ISCHIASNERV
Am Fuß von der Fersensohle zur Außenseite des Beins. An der Hand, wo das Handgelenk auf den Ballen trifft.

DIE REFLEXZONEN DER SKELETTMUSKULATUR

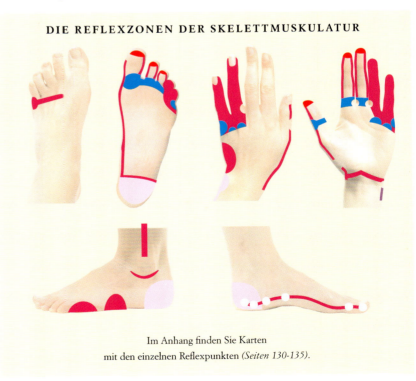

Im Anhang finden Sie Karten
mit den einzelnen Reflexpunkten *(Seiten 130-135)*.

59

REFLEXZONENTHERAPIE

Das Kreislauf- und Immunsystem

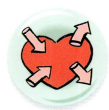

Das Kreislaufsystem sorgt für die Blutzirkulation im Körper.

Zum Blutzirkulationssystem gehören das Herz und der ganze Blutkreislauf. Das Immunsystem besteht aus den Lymphknoten und dem Lymphkreislauf, der Milz und der Thymusdrüse.

Im Kreislaufsystem arbeitet das Herz als kraftvolle Pumpe, die sich aufgrund von Nervenimpulsen, die direkt aus dem Herzen kommen, rhythmisch zusammenzieht. Zum System der Blutgefäße gehören die Arterien (sie transportieren das Blut vom Herzen fort), viele kleine Kapillaren und die Venen (sie bringen das Blut zum Herzen zurück). Innerhalb des Immunsystems hat die Thymusdrüse eine entscheidende Aufgabe: Sie produziert die Immunzellen, die sogenannten Lymphozyten (weiße Blutkörperchen). Das zweitwichtigste Organ ist die Milz, die aus dem Blut beschädigte Zellen aussondert und Fremdsubstanzen zerstört. Außerdem trägt die Milz zur Produktion von Antikörpern bei, die eindringende Organismen bekämpfen.

Die Reflexzonen für das Blutkreislaufsystem befinden sich an den Fußsohlen und Handflächen, der Bereich für das Immunsystem an der Spitze (dorsal) des Fuß- und Handrückens. Die Behandlung verbessert die Blutzirkulation, regt Nerven und Lymphfluß an und unterstützt den Transport von Nährstoffen und Hormonen zum Gewebe und den Abtransport von Abfallstoffen. Eine besondere Stimulierung des Milz- und Thymusbereichs ist bei Infektionen äußerst wichtig, denn die Milz sorgt für die Zerstörung von eindringenden Mikroben, während die Thymusdrüse die Aktivitäten der Killerzellen verbessert.

HINWEIS

Obwohl in vielen Büchern die Meinung vertreten wird, daß die Reflexzonenbehandlung bei lymphatischen Krebserkrankungen nicht angewandt werden sollte, um Metastasen zu vermeiden, gibt es dafür keinen Beweis. Meiner Meinung nach verbessert die Behandlung die Funktion vieler lymphatischer Klappen, die Filtertätigkeit und die Beseitigung von Schadstoffen.

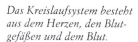

Das Kreislaufsystem besteht aus dem Herzen, den Blutgefäßen und dem Blut.

60

BEHANDLUNG DER FÜSSE UND HÄNDE

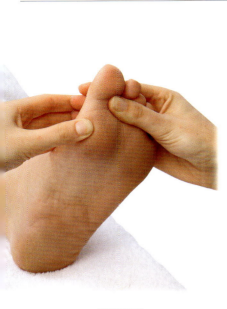

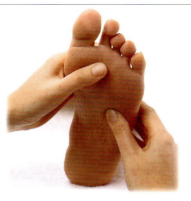

MILZZONE

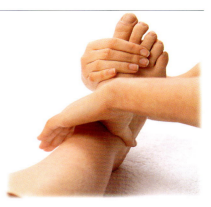

ZONEN DER UNTEREN LYMPHWEGE

HERZZONE

DIE MILZREFLEXZONE
Die Milzzone sitzt nur am linken Fuß, ihr Ansatz berührt die Mitte der Bauchspeicheldrüsenreflexzone in den Zonen 4 bis 5.

UNTERE LYMPHWEGE
Die Zonen der unteren Lymphwege bilden eine Linie quer über die Hand/den Fuß zur dorsalen Seite des Fußes und der Hand zwischen dem Knöchel und Handgelenk auf Höhe der Samenleiter/Eileiter (siehe Seite 57). Verschränken Sie Ihre Hände auf dieser Linie und drücken Sie, während Sie Fuß/Hand einwärts drehen.

DIE HERZREFLEXZONE
Sie befindet sich am linken Fuß am Fußballen und reicht bis zu den Zonen 1 und 2, am rechten Fuß dagegen nur bis zur Zone 1. An der linken Hand befindet er sich nur in der Zone 2. Die Bearbeitung dieses Bereichs bis zum kleinen Zeh oder Finger unterstützt das ganze Kreislaufsystem, einschließlich der Lungen.

OBERE LYMPHWEGE
Die Zonen für die oberen Lymphwege (Nacken, Schulter) befinden sich in dem Bereich zwischen dem Ansatz der Finger und Zehen. Bilden Sie mit Ihrer Stützhand eine Faust. Legen Sie den Daumen der Arbeitshand locker zwischen den Daumen und Zeigefinger der Stützhand (Klammerfunktion). Nun arbeiten Sie mit den Fingern vom großen Zeh/Daumen zum kleinen Zeh/Finger.

ZONEN DES KREISLAUFS

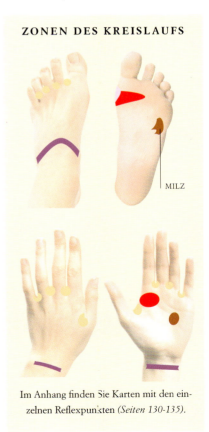

MILZ

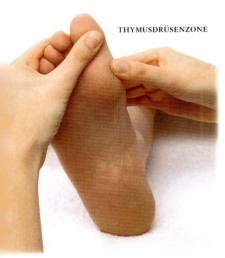

THYMUSDRÜSENZONE

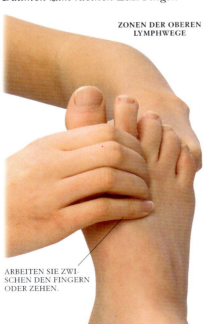

ZONEN DER OBEREN LYMPHWEGE

DER THYMUSDRÜSENREFLEX
Er befindet sich am inneren Rand, direkt über der Herzreflexzone.

ARBEITEN SIE ZWISCHEN DEN FINGERN ODER ZEHEN.

Im Anhang finden Sie Karten mit den einzelnen Reflexpunkten (Seiten 130-135).

61

Aurikulare Therapie (Behandlung am Ohr)

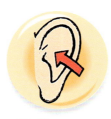

Die Eigenmassage am Ohr ist einfach und sehr wirkungsvoll.

Aurikulare oder Ohrmassage kann man leicht an sich selbst durchführen. Zudem bestehen keinerlei Kontraindikationen für diese Behandlung, sie kann leicht und bequem angewandt werden und eignet sich auch für alte Menschen, Säuglinge und Tiere.

Nach Auffassung der Chinesen spiegelt das Ohr den Zustand eines Menschen wider. Ein langes und breites Ohr weist auf gute Gesundheit und starke Nieren hin, ist das Ohr dagegen kurz und dünn, leidet die betroffene Person an einer schwachen Konstitution. Die moderne aurikulare Therapie hat sich aus frühen Diagnostiktechniken in China entwickelt. In bestimmten Zeiten wurden über 230 verschiedene Akupunkte für die Behandlung am Ohr eingesetzt. Die Therapeuten verwenden jetzt eine Technik, die die Theorie von Dr. Nogier *(siehe Seite 16)* und der TCM kombiniert. Im Laufe der Zeit gewann diese Therapie internationale Anerkennung und wird nun in vielen Ländern praktiziert, wobei sie in den letzten Jahren an Präzision gewonnen hat.

1982 hat die Weltgesundheitsorganisation (W.H.O.) zusammen mit dem Verband für Chinesische Akupunktur und Moxibustion eine Standardliste von Punkten zusammengestellt, die sogenannte I.S.A.P. In der I.S.A.P. sind 90 Punkte aufgeführt *(siehe Anhang I, Seiten 130–135)*.

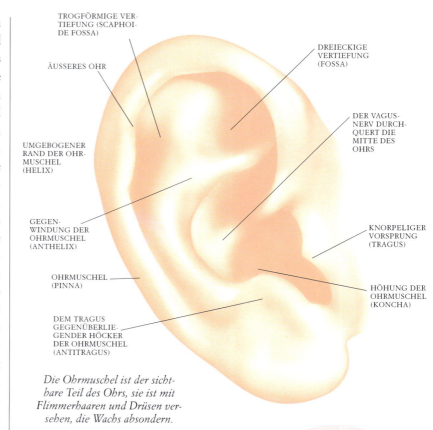

Die Ohrmuschel ist der sichtbare Teil des Ohrs, sie ist mit Flimmerhaaren und Drüsen versehen, die Wachs absondern.

Einer der wichtigsten Nerven, die das Ohr durchlaufen, ist der Vagusnerv. Er ist der 10. Hirnnerv und hat Verzweigungen bis zum Zwerchfell. Außerdem sitzt unmittelbar neben dem Ohr eine der zentralen Verteilerstellen für Gefäße und Nerven, die „Fossa pterygopalatina". Deshalb ist die Behandlung am Ohr so erfolgreich.

> **HINWEIS**
> Keine Behandlung bei Hautverletzungen am Ohr.

AURIKULARE THERAPIE (BEHANDLUNG AM OHR)

AUFWÄRMEN

Reiben Sie Ihre Handflächen aneinander, bis sie warm sind, dann massieren Sie Vorder- und Rückseite des Ohrs zwischen den Händen. Verwenden Sie dazu Daumen und Finger, arbeiten Sie in kleinen Kreisen oder indem Sie auf Vorder- und Rückseite des Ohrs gleichzeitig drücken. Der Druck sollte nur so stark sein, daß er gut vertragen wird. Für Hohlräume sollten Sie den Zeigefinger verwenden, weil er von allen Fingern der sensibelste ist.

Die Behandlung wird mehrmals wiederholt, bis das Ohr ziemlich heiß ist. Diese verstärkte Stimulierung wirkt schmerzlindernd im ganzen Körper.

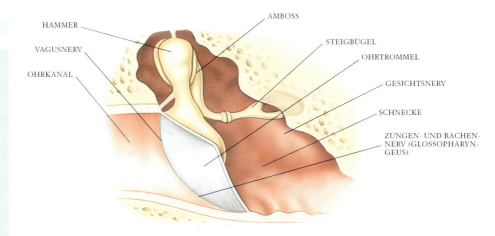

Kenntnisse über die Vorgänge im inneren Ohr tragen zum Verständnis der Wirkungsweise der aurikularen Therapie bei.

ANATOMIE UND PHYSIOLOGIE DES OHRS

Die Form der Ohren ähnelt der der Nieren und in der TCM gelten beide als eng miteinander verbunden. Wenn wir das Gehirn und das Kleinhirn mit seinen tiefen Einbuchtungen betrachten und die Bereiche, für die es im sensorischen und motorischen Kortex zuständig ist, dann erkennen wir eine ähnliche Anordnung der verschiedenen Körperbereiche im Ohr.

Grundkenntnisse der Anatomie des Ohrs tragen zum Verständnis der physiologischen Auswirkungen der aurikularen Therapie bei.

Die Hauptbereiche sind folgende:
• Die Ohrmuschel oder Pinna ist der Teil an der Außenseite des Kopfes.
• Die Helix ist der gerollte Rand der Ohrmuschel.
• Die Antihelix ist die innere Krümmung der Ohrmuschel.
• Die lange, schmale und gewundene Einkerbung zwischen der Helix und der Antihelix wird als Scapha (Wanne) oder scaphoide Fossa bezeichnet.
• Der dreieckige Hohlraum am oberen Ohr heißt dreieckige Fossa (Fossa bedeutet »wie in einem Graben«).
• Die zentrale Vertiefung heißt Koncha.

Der wichtigste Nerv im Ohr ist der Vagusnerv. Er ist an vielen wichtigen Körpervorgängen einschließlich des Herzschlags beteiligt und reicht bis zur Milzbeugung.

Behandlungsfolge am Ohr

Zu einer vollständigen Ohrmassage gehört eine Reihe von besonderen Punkten. Die Massage kann auf die jeweiligen Krankheiten abgestimmt werden. Nachstehend finden Sie eine emfehlenswerte Reihenfolge zur Behandlung der Ohrenbereiche und wichtige Dinge, die es zu beachten gilt.

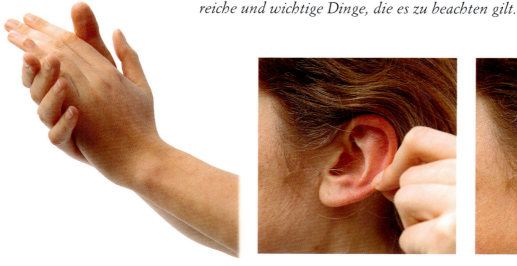

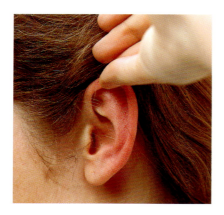

1. SCHRITT
Vor der Behandlung wärmen Sie Ihre Hände.

2. SCHRITT Drücken Sie die oberste Spitze des Ohrs; biegen Sie dabei den Rand nach oben um die Reflexzone an der Spitze (Apex) des Ohrs zu finden. Dies eignet sich bei allen Entzündungen oder Fieber und wirkt beruhigend und schmerzstillend.

3. SCHRITT Drücken und palpieren Sie die sechs auf dem Außenrand gezeigten Punkte nach unten. Diese Behandlung eignet sich für alle Infektionen der oberen Atemwege, der Mandeln, des Kehlkopfs und bei Fieber.

Direkt über dem ersten dieser Punkte befinden sich zwei TCM Punkte. Der erste (Leber, Yang) ist günstig bei Hypertension, Kopfschmerzen und Schwindel. Leicht darüber befindet sich der Punkt für allergische Störungen (»Windstrom« in der TCM). Er wird auch bei Hautkrankheiten wie Juckreiz, Ekzemen und Urtikaria (Nesselfieber), bei allergischen Nasenentzündungen und rheumatischer Arthritis behandelt.

4. SCHRITT Legen Sie Ihren Zeigefinger auf die Ohrmitte (manchmal wird dieser Punkt als »Nullpunkt« bezeichnet), dort durchquert der Vagusnerv das Ohr (siehe Seite 63). Dieser Bereich kann zur Stimulierung oder zur Beruhigung des Parasympathikus bearbeitet werden (siehe dazu *Das Nervensystem*, Seite 20f). Eine Stimulierung verringert den Herzschlag und ist hilfreich bei Unterleibsbeschwerden, Schluckauf und Neurosen.

> **TIP**
> Arbeiten Sie stets mit kurzen Fingernägeln, um Ihrem Patienten keine Schmerzen zuzufügen.

AURIKULARE THERAPIE (BEHANDLUNG AM OHR)

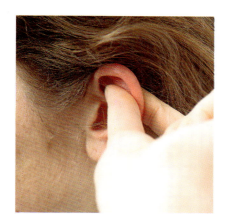

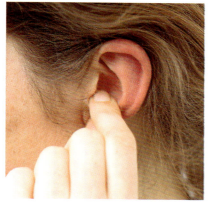

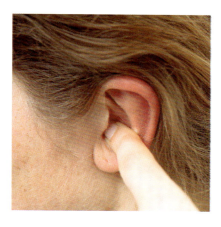

5. SCHRITT *Bearbeiten Sie den oberen Hohlraum (dreieckige Vertiefung). Dieser Bereich ist wichtig bei Bluthochdruck, denn die Behandlung senkt den Blutdruck, hilft bei Asthma und wirkt antiallergisch und antirheumatisch.*

In der gleichen Vertiefung sitzt ein Punkt (»Ohren Shenmen«), der zur Schmerzlinderung eingesetzt wird. Legen Sie Ihren Zeigefinger in das Ohr und den Daumen hinter das Ohr. Drücken und ziehen Sie leicht in Richtung Hinterkopf.

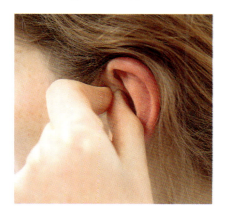

6. SCHRITT *Bei Entzündung, Fieber und zur Schmerzlinderung drücken Sie mit Ihrem Daumen den Punkt an dem hervortretenden Knorpel an der Vorderseite des Ohrs (Tragus) und gleichzeitig mit dem Zeigefinger die Rückseite.*

7. SCHRITT *Wiederholen Sie die Technik auf dem zweiten Bereich des hervorstehenden Knorpels direkt über dem Ohrläppchen (Antitragus). Eine Stelle hier eignet sich besonders zur Behandlung bei Entzündungen und Asthma. Über den Punkt direkt dahinter kann stimulierend oder beruhigend auf den zerebralen Cortex (Hirnrinde) im Großhirn eingewirkt werden. Dieser Punkt wird eingesetzt bei allen Störungen des Nerven- und Verdauungssystems und des endokrinen und urogenitalen Systems, ebenso bei Blutsturz und der Meniére-Krankheit. Auf der Rückseite dieser Erhebung befindet sich ein Punkt zur Anregung des vegetativen Nervensystems.*

8. SCHRITT *Behandeln Sie die schüsselförmige Höhle (Koncha) mit dem Zeigefinger. Der erste Punkt sitzt hier im Winkel der Koncha und steht in Verbindung mit Entzündungen der Prostatadrüse und der Harnröhre (siehe Seiten 54–55). Der zweite Punkt in der Mitte der oberen Concha wirkt auf Unterleibsschmerzen und Kreislaufprobleme.*

DRÜSEN- ODER HORMONPUNKT

9. SCHRITT *Die Behandlung der Zone am Ansatz des hervorstehenden Knorpels wirkt stark entzündungshemmend und antiallergisch und eignet sich gut bei rheumatischen Beschwerden und bei zu hohem oder zu niedrigem Blutdruck.*

10. SCHRITT *Der Punkt an der Falte am Ansatz der Koncha wirkt entzündungshemmend und eignet sich außerdem zur Behandlung bei allen menstruellen und urogenitalen Problemen, Diabetes und Fettleibigkeit.*

HALTEN SIE DAS OHR ZWISCHEN DAUMEN UND ZEIGEFINGER UND BEARBEITEN SIE DEN GANZEN BEREICH.

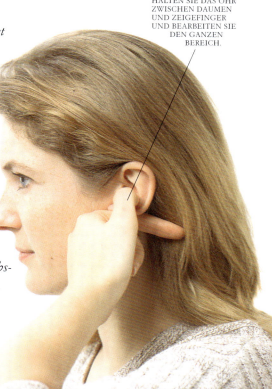

REFLEXZONENTHERAPIE

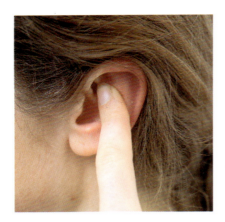
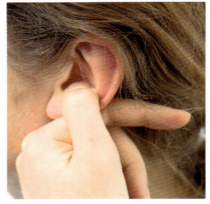
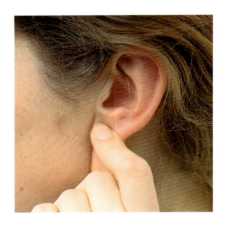

11. SCHRITT *An der Antihelix befinden sich zwei nützliche Punkte:
1) Der erste Punkt kommt bei Hüft- und Ischiasbeschwerden zum Einsatz
2) Direkt unter dem Rand befindet sich der Bezugspunkt für den Sympathikus. Druck auf diese Zone trägt zur Linderung von Krämpfen und Bauchschmerzen bei. Bei akuten Schwellungen und Schmerzen sollte hier jedoch nicht behandelt werden, denn dadurch könnten die Symptome verschleiert und eine korrekte Diagnosestellung und Behandlung durch den Therapeuten verhindert werden. Diese Zone eignet sich auch gut bei Herzerkrankungen, Krämpfen und Arterien- oder Venenverschluß. Eine Behandlung in diesem Bereich reduziert die Drüsensekretion und ist daher angebracht bei übermäßigem Schwitzen oder nässenden Hauterkrankungen.*

12. SCHRITT *In der Einbuchtung über dem Ohrläppchen hinter der endokrinen Zone sitzt die Stelle, an der drei Hauptnerven durch das Ohr laufen, darunter auch der Vagusnerv (siehe Seite 63), der Gesichtnerv und der Nerv, der die Zunge und den Rachenraum versorgt. Dieser Punkt (der »Dreifacherwärmer« oder »Sanjiao« Punkt in der TCM) eignet sich gut für die Behandlung von Schmerzen im Gesicht, im Kiefer, bei Zahnschmerzen sowie von Gesichtslähmungen.*

13. SCHRITT *Das äußere Ohrläppchen steht in Bezug zum Kopf- und Gesichtsbereich und wirkt auf Druck betäubend bei Zahnextraktionen.*

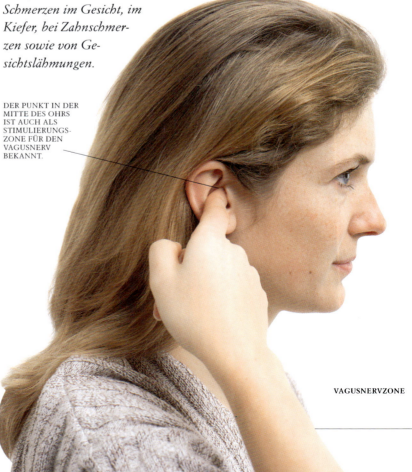

DER PUNKT IN DER MITTE DES OHRS IST AUCH ALS STIMULIERUNGSZONE FÜR DEN VAGUSNERV BEKANNT.

VAGUSNERVZONE

66

AURIKULARE THERAPIE (BEHANDLUNG AM OHR)

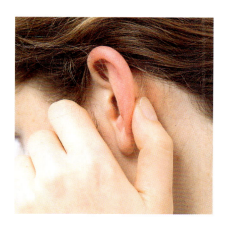

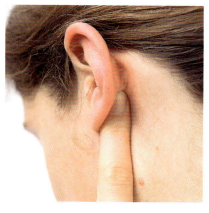

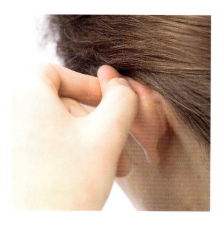

14. SCHRITT *Auf der Rückseite (dorsale Seite) des Ohrs befinden sich ebenfalls zehn nützliche Reflexpunkte.*
1) Bloßes Streichen auf der Mitte der Ohrrückseite hat eine positive Wirkung auf viele Körperteile, da die Wurzeln des Vagusnerv diese Stelle durchlaufen.

3) Am Ohransatz befindet sich der Reflexpunkt für Ohrensausen oder Tinnitus (»Wang Wei« in der TCM).
4) Der Punkt an der unteren Ohrwurzel ist ideal für die Regulierung von niedrigem Blutdruck (Hypotension).

5) Die Behandlung am Punkt in der Ohrfalte reguliert den Blutdruck.
6) Der Herzpunkt wird bei Schlaflosigkeit, Alpträumen und Herzklopfen behandelt (siehe Seite 135).
7) Der Lungenpunkt eignet sich zur Behandlung bei allen bronchialen Beschwerden (siehe Seite 135)
8) Der Milzpunkt (siehe Seite 135) *wird bei Verstopfung, Magenschmerzen und Magersucht behandelt.*
9) Der Leberpunkt (siehe Seite 135) *wird bei allen Schmerzen im seitlichen Bauchbereich eingesetzt.*
10) Der Nierenpunkt (siehe Seite 135) *wirkt auf Neurosen, Schwindel und Kopfweh.*

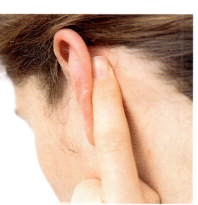

2) Weiter oben sitzt der Reflexpunkt für das Rückenmark, er eignet sich zur Behandlung von Gesichts- oder Armlähmungen. Da Lähmungen jeweils in der gegenüberliegenden Seite des Gehirns ausgelöst werden, bearbeiten Sie immer den Ohrenreflex auf der der Lähmung gegenüberliegenden Körperseite.

AUF DER DORSALEN SEITE DES OHRS BEFINDEN SICH ZEHN NÜTZLICHE REFLEXPUNKTE.

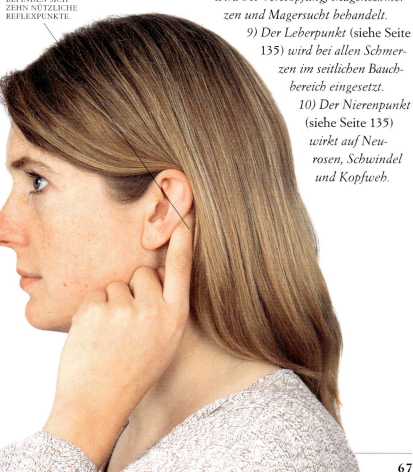

67

REFLEXZONENTHERAPIE

Behandlung von Gesicht und Kopf

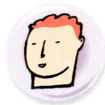

Akupressur ist im Gesichtsbereich besonders wirkungsvoll.

Akupressur kann mit großem Erfolg im ganzen Gesicht angewandt werden. Massage und Palpation von bestimmten Stellen am Kopf sind besonders anregend für Gehirn, Augen, Ohren und Gesicht. Diese wunderbare und einfache Methode verschafft Erleichterung bei vielen körperlichen Streßerscheinungen; mit ihrer Hilfe verschwinden Spannungskopfschmerzen, die Stimmung hellt sich auf, die Konzentrationsfähigkeit steigert sich und Schlafstörungen verschwinden. Außerdem verbessert die Behandlung die Hautdurchblutung und die Gesichtsfarbe, bringt die Augen zum leuchten und erhöht die Sehkraft.

GESICHTSAKUPRESSUR

Die Gesichtsmassage wirkt so verjüngend, weil dadurch viele wichtige Pressurpunkte berührt werden. Wie in den folgenden Beispielen gezeigt wird, aktivieren wir oft unbewußt Akupressurpunkte.

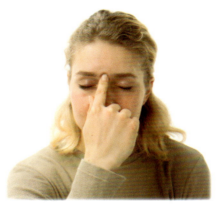

DER PUNKT ZWISCHEN DEN AUGENBRAUEN
Mit einem Druck auf diesen Punkt beruhigt man die Nerven allgemein.

DER PUNKT AN DEN INNEREN AUGENWINKELN
Oft drücken wir auch gegen die inneren Augenwinkel und damit auf den Augennerv, der die Augäpfel, Augenlider, Tränendrüsen, Nasenhöhlen und Stirn durchläuft (siehe Seite 71).

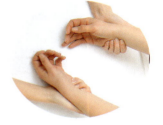

DER SHENMEN-PUNKT
Bei einem hysterischen Anfall halten wir die betreffende Person oft instinktiv an den Handgelenken fest. Dieser Punkt ist ein Beruhigungspunkt, in der TCM »Shenmen« genannt.

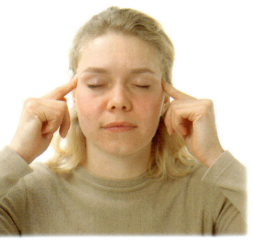

DER SCHLÄFENPUNKT
Viele Menschen drücken automatisch an beide Schläfen, wenn sie unter Kopfschmerzen oder Migräne leiden. Dieser Druck hilft bei Reizungen des Temporalnervs, der durch Kiefern und Schläfen führt.

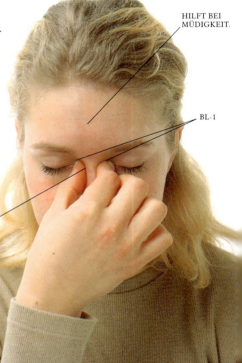

HILFT BEI MÜDIGKEIT.

BL-1

DRÜCKEN SIE GEGEN DIE INNEREN AUGENWINKEL.

BEHANDLUNG VON GESICHT UND KOPF

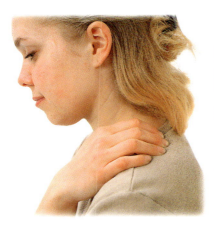

DER SCHULTERPUNKT
Wenn unsere Schultern steif oder verspannt sind, drücken oder massieren wir den Schultermuskel. Damit bearbeiten wir einen Punkt, der sich ideal zur Behandlung von Schulter- und Nackenproblemen eignet.

Die Akupressurpunkte am Kopf und im Gesicht sind in der TCM als Ah-Shi-Punkte bekannt (siehe Seiten 136–140).

AH-SHI-PUNKTE

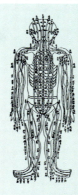

Ein Teil der Punkte am Kopf und im Gesicht wird in der TCM als »Ah Shi«-(das chinesische Wort für »Oh, ja«) Punkte bezeichnet, die auf Palpation oder Druck empfindlich reagieren. Die Theorie, die hinter der Behandlung dieser Punkte steht, wurde zuerst von Sun Si Miao in der Tang Dynastie (581–682 v. Chr.) entwickelt. Er stellte fest, daß sich die Meridiane an diesen Punkten besonders nahe sind und sich wirkungsvoll miteinander verbinden, so daß durch ihre Behandlung viele Meridiane beeinflußt werden.

OBEN *Die Theorie von der Akupressur wurde zuerst von den Chinesen im 6. Jahrhundert entwickelt.*

DIE GESICHTSPUNKTE UND DIE MERIDIANE

Die Gesichtspunkte sind sehr wirkungsvoll, denn sie beinhalten auch alle sechs Yang-Meridiane *(siehe Seite 12)*. Die drei Yang-Meridiane der Hand laufen nach oben zum Gesicht, die drei Yang-Meridiane des Fußes laufen in umgekehrter Richtung nach unten zu den Füßen. Zwei andere wichtige Meridiane, das Konzeptionsgefäß und das Lenkergefäß, führen kreisförmig um die Mittellinie des Körpers in entgegengesetzten Richtungen herum und enden am Gesicht unterhalb und oberhalb des Mundes *(siehe Seite 140)*.

Im Gesicht sitzen also viele Anfangs- und Endpunkte, die mit verschiedenen Organsystemen verbunden sind, dort kann man besonders leicht Zugang zum Energiefluß erhalten. Viele dieser Stellen befinden sich auch über oder nahe an einem Hauptnerv des jeweiligen Körperteils. Eine tägliche Stimulierung dieser Punkte wirkt auf Körper und Geist.

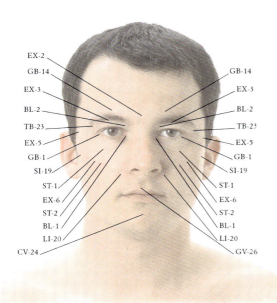

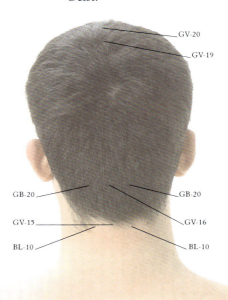

69

Pressurpunkte am Kopf und im Gesicht

Die folgenden Punkte können als tägliche Übung zur Erhaltung der Gesundheit mindestens 30 Sekunden lang gedrückt und palpiert werden. Wenn bei einem Punkt starkes Unbehagen auftritt, sollte man den Druck in diesem Bereich sofort abbrechen.

PUNKTE IM AUGENBEREICH

Es gibt mehrere äußerst wirksame Punkte im Augenbereich, die bei Kopfschmerzen, Schwindel, Trigeminusneuralgie, Schlaflosigkeit oder lediglich zur Entspannung von müden Augen hilfreich sind.

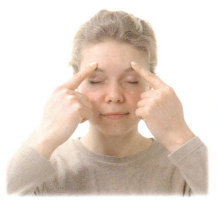

GB-14-PUNKT

GB-14
Eine Fingerbreite oberhalb der Mittellinie jeder Augenbraue ist der Punkt für den Gallenblasenmeridian (der 14. Punkt, abgekürzt GB-14). Er ist nützlich bei allen Arten von Kopfschmerzen und bei Kiefer- und Wangenschmerzen (Trigeminusneuralgie).

YINGTANG-PUNKT
In der Mitte zwischen den Augenbrauen sitzt der Yingtang-Punkt, der sich zur Behandlung von Kopfschmerzen, Schlaflosigkeit, Schwindel und Nasenbeschwerden gut eignet.

BL-2-PUNKT

BL-2
Am inneren Rand jeder Augenbraue ist der Punkt für den Blasenmeridian (BL-2). Damit behandelt man Sehstörungen, Glaukome, Kopfschmerzen und Trigeminusneuralgie.

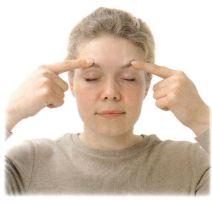

YUYAO-PUNKT

YUYAO-PUNKT
In der Mitte jeder Augenbraue (direkt unter GB-14) befindet sich ein günstiger Punkt bei Bindehautentzündung oder zur Augenberuhigung.

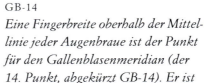

DRÜCKEN SIE ZWISCHEN DIE AUGENBRAUEN.

DIESER PUNKT EIGNET SICH GUT ZUR LINDERUNG VON KOPFSCHMERZEN.

DER CRANIALNERV VERSORGT DIESEN BEREICH.

BEHANDLUNG VON GESICHT UND KOPF

DER SCHLÄFENPUNKT

Einen Fingerbreit hinter dem äußeren Ende jeder Augenbraue (in der Vertiefung) sitzt der Punkt, der den Facialnerv trifft und der bei allen Gesichtsbeschwerden einschließlich Kopfschmerzen, Migräne, Trigeminusneuralgie und Zahnschmerzen hilfreich ist.

LEGEN SIE DIE FINGER AN DAS ÄUSSERE ENDE DER AUGENBRAUEN.

ZUR LINDERUNG VON ZAHN-SCHMERZEN

SCHLÄFENPUNKT

BL-1

In der Vertiefung direkt über dem inneren Augenwinkel liegt der erste Punkt des Blasenmeridians (BL-1). Dieser Punkt ist hilfreich bei der Behandlung von vielen Augenleiden wie Bindehautentzündung, Kurzsichtigkeit, Glaukomen und Netzhautentzündung (die Netzhaut ist das reflektierende Gewebe an der Rückseite der Augen).

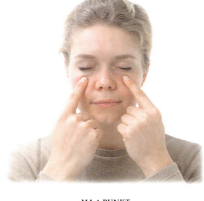

MA-1-PUNKT

MA-1

Auf den Wangenknochen direkt unter dem Auge befindet sich der erste Punkt des Magenmeridians (MA-1), senkrecht unter der Pupille. Er ist ideal bei Augenbeschwerden wie müden, geröteten Augen oder schlechter Sehkraft. Da er reich an Blutgefäßen ist, genügt ein leichtes Klopfen.

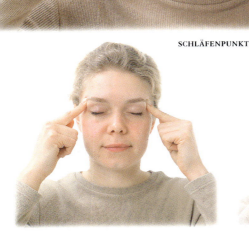

DE-23-PUNKT

DE-23

Am äußeren Ende der Augenbrauen befindet sich der letzte Punkt des Dreifacherwärmer-Meridians (DE-23). Er eignet sich gut bei Kopfschmerzen, Schmerzen im Gesicht und Bindehautentzündung.

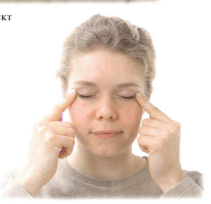

GB-1-PUNKT

GB-1

An den äußeren Augenwinkeln liegt der erste Punkt des Gallenblasen Meridians (GB-1). Dieser Punkt ist hilfreich bei allen Augenbeschwerden und Migräne, ebenso wie der oben genannte BL-1.

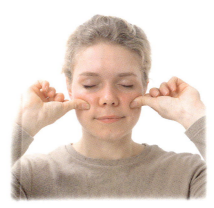

MA-2-PUNKT

MA-2

Direkt unter dem MA-1 (siehe oben) liegt der zweite Punkt des Magenmeridians (MA-2). Er ist hilfreich bei Augenbeschwerden, bei Krämpfen im Gesicht und bei Trigeminusneuralgie und ist außerdem besonders wirkungsvoll bei Bindehautentzündung.

PUNKTE IM BEREICH VON NASE UND MUND

Es gibt viele nützliche Punkte im Nasen- und Mundbereich, die täglich behandelt werden können, um verschiedene Beschwerden wie Reizungen oder Unbehagen zu lindern.

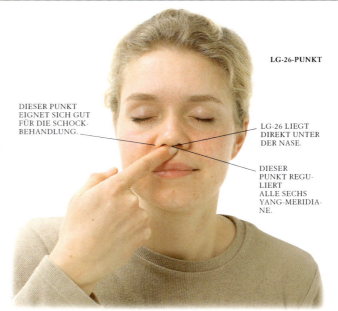

DIESER PUNKT EIGNET SICH GUT FÜR DIE SCHOCKBEHANDLUNG.

LG-26 LIEGT DIREKT UNTER DER NASE.

DIESER PUNKT REGULIERT ALLE SECHS YANG-MERIDIANE.

LG-26-PUNKT

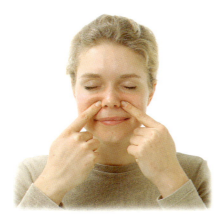

DI-20-PUNKT

DI-20
Dieser Punkt liegt in der Lachfalte an der Nase. Es ist der letzte Punkt auf dem Dickdarm-Meridian (DI-20) und eignet sich gut bei allen Beschwerden der Nase wie Nasennebenhöhlenentzündung (Sinusitis), allergischer Nasenschleimhautentzündung (Rhinitis) und Verlust des Geruchssinns. Außerdem hilft er Nasenbluten zum Stillstand zu bringen.

DÜ-19
Dieser Punkt liegt in der Vertiefung, die sich am Ohr zeigt, wenn man den Mund öffnet. Es ist der letzte Punkt am Dünndarm-Meridian (DÜ-19) und wird häufig benutzt bei allen Ohrbeschwerden einschließlich Ohrensausen (Tinnitus), Mittelohrentzündung, Taubheit und Zahnschmerzen.

LG-26
Dieser Punkt liegt auf der Mittellinie direkt unter der Nase und ist der letzte Punkt auf dem Lenkergefäß-Meridian-Kanal (LG-26). In der TCM ist er für den Energieausgleich zwischen allen sechs Yang-Meridianen zuständig. Dieser Punkt eignet sich hervorragend zur Behandlung von Ohnmacht, Bewußtlosigkeit, Schock und ist außerdem eine der wichtigsten Stellen zur unterstützenden Behandlung von geistigen Störungen und Epilepsie. Er ist als empirischer Punkt bei akuten Problemen im Lendenbereich wirksam, wenn die Ursache dafür in den Rückenknochen liegt.

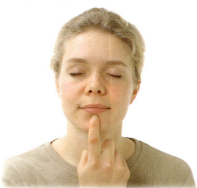

KG-24-PUNKT

KG-24
Dieser Punkt liegt am Kinn in der Mitte unter der Unterlippe, er ist der letzte Punkt auf dem Konzeptionsgefäß-Kanal. Er eignet sich besonders gut bei Verstopfung und allen Störungen im Fortpflanzungssystem. Außerdem ist er nützlich bei trockenem Mund und Trigeminusneuralgie.

DÜ-19-PUNKT

> **HINWEIS:**
> Dr. Joe Shelby-Riley empfahl die Behandlung von KG-24 bei Verstopfung. Er sprach davon, »mit den Fingerspitzen 7 oder 8 Minuten lang auf das Kinn zu drücken«.

BEHANDLUNG VON GESICHT UND KOPF

PUNKTE AM HINTERKOPF UND IM NACKENBEREICH

Am Hinterkopf und im Nacken befinden sich mehrere Punkte, die zu einem klaren Verstand und zur Steigerung der Lebenskraft beitragen. Sie sind daher ideal bei Depressionen.

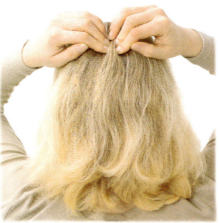
LG-19-PUNKT

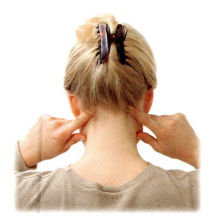
GB-20-PUNKT

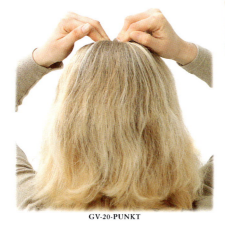
GV-20-PUNKT

LG-20
Am Scheitel, dem höchsten Punkt des Kopfes, befindet sich ein Punkt des Lenkergefäßes, der als »Baihui« in der TCM bezeichnet wird. Das bedeutet »Hundert Treffen«, denn an diesem Punkt treffen sich die Yang-Meridiane. Er eignet sich besonders gut bei Kopfschmerzen und Migräne, Schwindel und wirkt außerdem beruhigend bei geistiger Anspannung und Angstzuständen.

LG-19
Zwei Fingerbreit unterhalb des LG-20 befindet sich ein anderer Punkt auf dem gleichen Kanal, der ebenfalls gut bei Kopfschmerzen, zerebralen Blockaden und Schwindel geeignet ist und bei Angstzuständen beruhigend wirkt. Drücken Sie mit den Zeige- und Mittelfingern beider Hände auf jeden der obigen Punkte. und massieren Sie die Kopfhaut mehrere Male.

LG-16
In der Mitte des Nackens, direkt oberhalb des Haaransatzes liegt der dritte Punkt auf dem Lenkergefäß-Kanal. Er wird bei Kopfschmerzen und zur Klärung des Geistes und der Gedanken und bei geistigen Störungen eingesetzt. Rotieren Sie diesen Punkt einige Minuten lang.

GB-20
Dieser Punkt heißt in der TCM »Fenchi«- oder »Wind«-Punkt. Er wird aktiviert, um im Kopf gefangenes Qi zu befreien, damit es wieder in den Unterkörper gelangen kann. GB-20 hilft bei Blockaden im Kopf oder Nacken, wie Schmerzen und Versteifungen, ebenso bei Augenbeschwerden, Erkältungen, Tiunitus und erhöhtem Blutdruck.

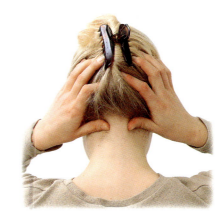
BL-10-PUNKT

BL-10
Direkt unterhalb des GB-20, etwas näher an der Mittellinie zu beiden Seiten des Kopfes, ist der Punkt BL-10 am Blasenmeridian. Hier handelt es sich um eine wichtige Stelle für Kopfschmerzen, steifen Nacken und Halsentzündungen.

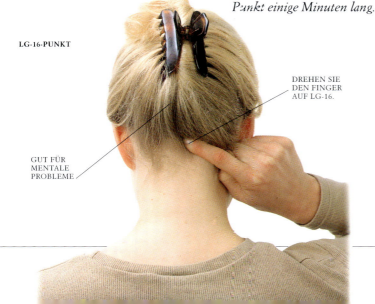
LG-16-PUNKT

DREHEN SIE DEN FINGER AUF LG-16.

GUT FÜR MENTALE PROBLEME

73

REFLEXZONENTHERAPIE

Übungen für Füße, Hände und Rücken

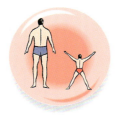

Tägliche körperliche Übungen halten den Körper gesund und geschmeidig.

Eine Reihe von Übungen kann man täglich als einfache und schnelle Routine zur Erhaltung der Gesundheit und Stimulierung aller Reflexzonen durchführen. Auch gibt es Übungen, die das Rückgrat stärken, die darin verlaufenden Nerven anregen und Rückenschmerzen vermindern.

ÜBUNGEN FÜR FÜSSE UND HÄNDE

Versuchen Sie, zumindest einige dieser einfachen Übungen täglich zu praktizieren, um Ihre Füße und Hände gesund zu erhalten.

1. ÜBUNG *Schütteln Sie Hände und Füße und rotieren Sie die Fuß- und Handgelenke in beide Richtungen.*

2. ÜBUNG *Spreizen und dehnen Sie Ihre Zehen so weit wie möglich auseinander. Die gleiche Übung gilt auch für die Finger: Ballen Sie zuerst eine Faust und spreizen Sie dann die Finger so weit wie möglich. Diese Übung unterstützt den Kopf- und Nackenbereich und den unteren Rücken.*

3. ÜBUNG *Strecken Sie den großen Zeh so weit wie möglich nach vorne und nach oben. Wiederholen Sie die Übung mit Hilfe eines Gummibands, das über Daumen und kleinen Finger gespannt wird und das Sie so weit wie möglich dehnen.*

4. ÜBUNG *Diese Übung stärkt die Wirbelsäule. Drehen Sie die Füße nach innen, so daß die Fußsohlen zueinander schauen, dann nach außen.*

5. ÜBUNG *Gehen Sie auf den Fersen, das unterstützt den unteren Rückenbereich.*

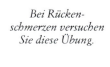

AUF DEN FERSEN GEHEN.

Bei Rückenschmerzen versuchen Sie diese Übung.

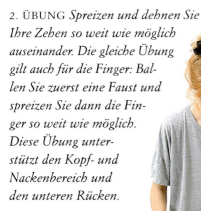

Diese Übung ist ideal für die Wirbelsäule.

FÜSSE ERST NACH INNEN DREHEN.

DANACH FÜSSE NACH AUSSEN DREHEN.

ÜBUNGEN FÜR FÜSSE, HÄNDE UND RÜCKEN

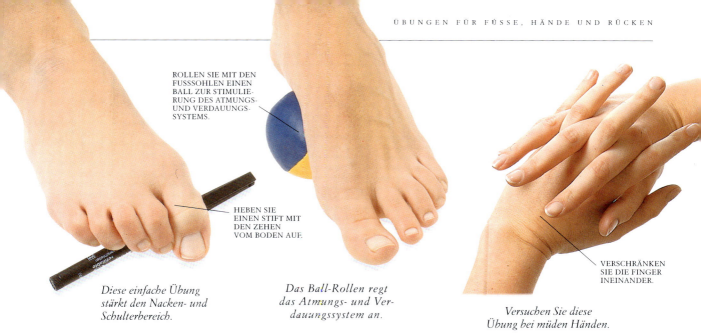

ROLLEN SIE MIT DEN FUSSSOHLEN EINEN BALL ZUR STIMULIERUNG DES ATMUNGS- UND VERDAUUNGSSYSTEMS.

HEBEN SIE EINEN STIFT MIT DEN ZEHEN VOM BODEN AUF.

VERSCHRÄNKEN SIE DIE FINGER INEINANDER.

Diese einfache Übung stärkt den Nacken- und Schulterbereich.

Das Ball-Rollen regt das Atmungs- und Verdauungssystem an.

Versuchen Sie diese Übung bei müden Händen.

6. ÜBUNG *Gehen Sie auf den Fersen. Das ist eine gute Übung bei Asthma, sie stärkt die Lungen.*

7. ÜBUNG *Heben Sie einen Stift mit den Zehen auf. Diese Übung stärkt Nacken- und Schulterbereich.*

8. ÜBUNG *Legen Sie einen Ball oder einen anderen runden Gegenstand unter die Füße und rollen ihn am Boden entlang, wiederholen Sie die Übung zwei- oder drei Mal.*

9. ÜBUNG *Bei müden Händen verschränken Sie die Finger ineinander und drücken auf die Haut zwischen Finger und Daumen.*

10. ÜBUNG *Bei müden Beinen und Füßen setzen Sie sich in eine bequeme Position und legen ein zusammengerolltes Handtuch unter den Fußspann. Halten Sie die Enden des Handtuchs fest und dehnen die gestreckten Beine.*

11. ÜBUNG *Steigen Sie mit einem Fuß auf die Spitze des anderen. Drücken Sie den oberen Fuß nach unten und heben dabei den unteren nach oben. Diese Übung stärkt Rückgrat, Beine und Lunge.*

12. ÜBUNG *Zur Stärkung der Hände pressen Sie die Handflächen zusammen und halten sie so mindestens 60 Sekunden lang.*

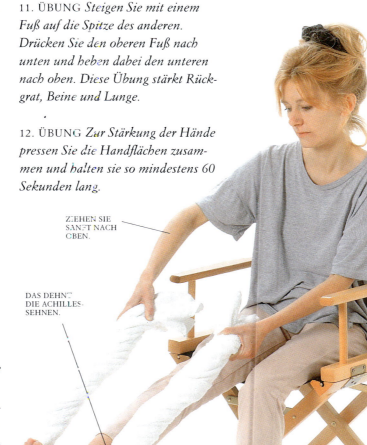

ZIEHEN SIE SANFT NACH OBEN.

DAS DEHNT DIE ACHILLESSEHNEN.

GEROLLTES HANDTUCH

Diese Übung ist gut für müde Beine und Füße.

ÜBUNGEN FÜR DEN RÜCKEN

Diese Übungen zur Rückendehnung sollten Sie am Morgen nach dem Aufstehen durchführen.

1. ÜBUNG *Winkeln Sie die Knie an, so daß die Fußsohlen flach am Boden liegen, dann drücken Sie den gewölbten Rücken nach unten durch, als ob Sie ihn durch den Boden pressen wollten, wiederholen Sie die Übung mehrere Male.*

Wärmen Sie die Muskeln mit diesen sanften Übungen.

WINKELN SIE DABEI DIE KNIE AN.

DRÜCKEN SIE DEN RÜCKEN NACH UNTEN RICHTUNG BODEN.

2. ÜBUNG *Heben Sie je ein Bein mit gebeugtem Knie abwechselnd so nahe zur Brust wie möglich, dann versuchen Sie es mit beiden Beinen.*

DRÜCKEN SIE BEIDE BEINE MIT ABGEWINKELTEN KNIEN ZUR BRUST.

LEGEN SIE SICH FLACH AUF DEN BAUCH.

Diese Übung stärkt die Rückenmuskulatur.

3. ÜBUNG *Legen Sie sich flach auf den Bauch. Dann heben Sie einen Fuß etwa 15 cm hoch, die Hüften bleiben die ganze Zeit auf dem Boden.*

MACHEN SIE LANGSAME KONTROLLIERTE BEWEGUNGEN.

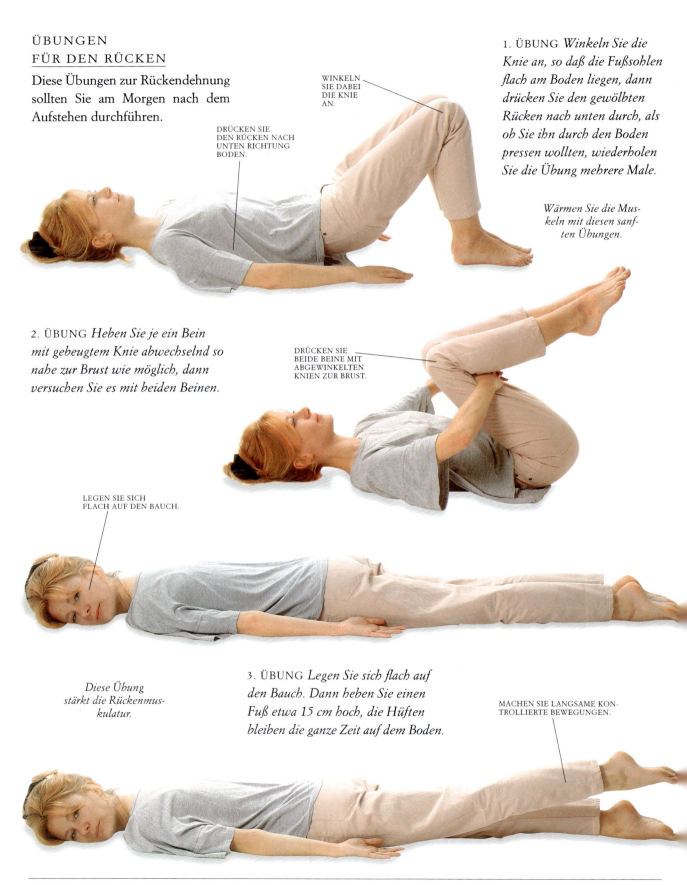

ÜBUNGEN FÜR FÜSSE, HÄNDE UND RÜCKEN

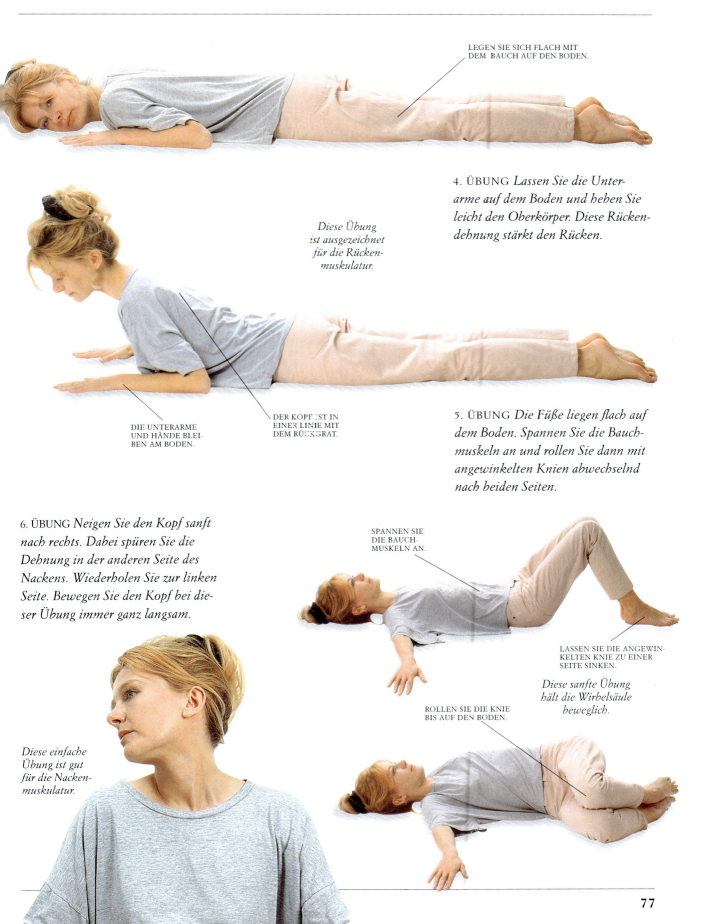

LEGEN SIE SICH FLACH MIT DEM BAUCH AUF DEN BODEN.

4. ÜBUNG *Lassen Sie die Unterarme auf dem Boden und heben Sie leicht den Oberkörper. Diese Rückendehnung stärkt den Rücken.*

Diese Übung ist ausgezeichnet für die Rückenmuskulatur.

DIE UNTERARME UND HÄNDE BLEIBEN AM BODEN.

DER KOPF IST IN EINER LINIE MIT DEM RÜCKGRAT.

5. ÜBUNG *Die Füße liegen flach auf dem Boden. Spannen Sie die Bauchmuskeln an und rollen Sie dann mit angewinkelten Knien abwechselnd nach beiden Seiten.*

6. ÜBUNG *Neigen Sie den Kopf sanft nach rechts. Dabei spüren Sie die Dehnung in der anderen Seite des Nackens. Wiederholen Sie zur linken Seite. Bewegen Sie den Kopf bei dieser Übung immer ganz langsam.*

SPANNEN SIE DIE BAUCHMUSKELN AN.

LASSEN SIE DIE ANGEWINKELTEN KNIE ZU EINER SEITE SINKEN.

Diese sanfte Übung hält die Wirbelsäule beweglich.

ROLLEN SIE DIE KNIE BIS AUF DEN BODEN.

Diese einfache Übung ist gut für die Nackenmuskulatur.

77

REFLEXZONENTHERAPIE

Behandlung allgemeiner Beschwerden

Es gibt eine Reihe von häufig auftretenden Beschwerden, denen man mit Reflexzonentherapie besonders wirksam begegnen kann. Dieses Kapitel beschreibt die Anwendungsmethoden sowie Symptome und Körperbereiche, auf die man sich bei bestimmten Problemen konzentrieren sollte. Neben den Reflexzonen an Händen und Füßen werden auch einige Akupunkturpunkte am Kopf oder am Ohr empfohlen. Zusätzlich finden Sie Tips für die richtige Ernährung.

Die Behandlung der Hände kann spezielle Beschwerden lindern.

Im Laufe der Zeit hat sich die Reflexzonentherapie als äußerst erfolgreich bei der Diagnose von Disharmonien im Körper erwiesen, deshalb ist sie hilfreich bei vielen weitverbreiteten und häufig auftretenden Beschwerden. Wenn wir die Wirksamkeit der Reflexzonentherapie beurteilen wollen, müssen wir zunächst genauer untersuchen, wie es zu einer Krankheit kommen kann. Beschwerden wie Rücken- oder Kopfschmerzen, Verstopfung oder Darmreizungen treffen uns nicht einfach aus heiterem Himmel, sie gehören vielmehr zu den zahlreichen Gesundheitsstörungen, die sich durch falsche Lebensführung einstellen und mit Hilfe der Reflexzonentherapie behoben werden können.

Die alten Sprichwörter: »Man ist, was man ißt« und »Man ist, was man tut« sind absolut zutreffend. Es ist unbedingt erforderlich, selbst für einen gesunden Geist und Körper zu sorgen. Sorgen, Streß und Ängste tragen in hohem Maß zu den heutigen gesundheitlichen Problemen bei, denn sie schwächen das Nervensystem und vermindern unsere Lebenskraft und Vitalität. Wenn Ihre Gedanken in eine positive Richtung gehen und Sie gesunde Gewohnheiten entwickeln und beibehalten, hat das einen wunderbar heilsamen Einfluß auf den ganzen Körper.

Probleme wie wiederholte Muskelzerrungen kann man mit der Reflexzonentherapie behandeln.

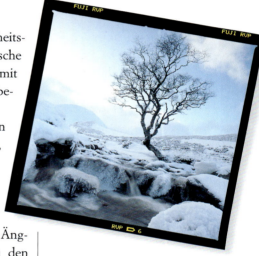

Einige häufig auftretende Beschwerden wie Blasenprobleme können sich bei kalter Witterung verschlimmern.

Nach der chinesischen Philosophie spielen die Gefühle eine entscheidende Rolle bei der Aufrechterhaltung der Gesundheit und der Verhütung von Krankheiten. Die TCM sagt, daß die Gefühle mit den fünf festen Yin-Organen im Körper (Lungen, Herz, Milz, Leber und »Nieren«), die als Zang bezeichnet

BEHANDLUNG ALLGEMEINER BESCHWERDEN

werden, in Zusammenhang stehen. Diese Organe wiederum sind eng mit allen fundamentalen Stoffen im Körper und ihrer Regulierung, Speicherung und Produktion verbunden. Wenn die Gefühle über einen längeren Zeitraum nicht ausgeglichen sind, verschlechtert sich auch der körperliche Zustand. Lachen und Schlafen sind die beste Medizin der Natur. Lachen stimuliert bestimmte Bereiche im Gehirn, die die Gefühle kontrollieren. Durch einen elektrischen Nervenimpuls wird eine chemische Reaktion ausgelöst, dadurch werden die natürlichen Endorphine oder Tranquilizer des Gehirns frei. Diese Stoffe wirken stark schmerzlindernd und angstlösend, damit verbessert sich auch die Blutversorgung aller Organe und löst ein Gefühl des Wohlbehagens aus.

Wenn ein Mensch gekitzelt wird, werden die feinen Nervenenden, die direkt unter der Hautoberfläche lie-

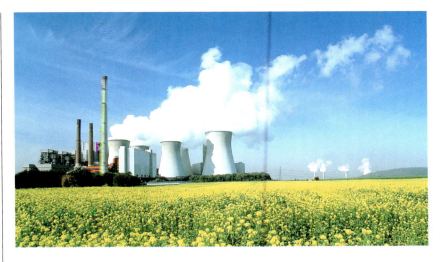

Die Reflexzonentherapie kann auch bei umweltbedingten Beschwerden helfen.

gen, gereizt. Besonders empfindlich sind vor allem die Nervenenden in den Handflächen und Fußsohlen. Durch den Druck auf das Gewebe tritt sofort eine Reaktion im ganzen Körper ein, der Puls erhöht sich und die Blutzirkulation wird verbessert.

Wenn Sie aufgrund von Sorgen, Ängsten oder Krankheit nicht schlafen können, ist Ihre Funktionsfähigkeit beeinträchtigt, denn im Schlaf kann sich der Körper regenerieren. Wenn wir schlafen, wird unser Nervensystem vom Parasympathikus (einem der beiden Teile des autonomen Nervensystems) kontrolliert, dadurch sind wir in der Lage, zu entspannen, zu schlafen, zu verdauen und uns auf den folgenden Tag vorzubereiten.

Es gibt viele verschiedene Arten von Krankheiten, Viruserkrankungen, Infektionen durch Bakterien oder Parasiten und autoimmune Störungen. Eine solche Störung tritt auf, wenn der Körper sich nicht

mehr schützen kann, weil er seine eigenen Antikörper nicht mehr erkennt. Dieser Zustand führt zu Entzündungen und Gewebezerstörung. Bei all diesen Problemen bietet die Reflexzonentherapie ein ganzheitliches Konzept, in dem der körperliche, geistige und seelische Zustand des Patienten in Betracht gezogen wird.

Die Reflexzonentherapeuten berücksichtigen alle Beschwerden, die allgemein zur Krankheit des Patienten beitragen, aber ihr Hauptaugenmerk ist auf die Ausgewogenheit der Energie in den einzelnen Zonen gerichtet.

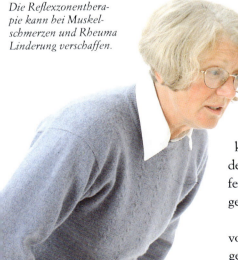

Die Reflexzonentherapie kann bei Muskelschmerzen und Rheuma Linderung verschaffen.

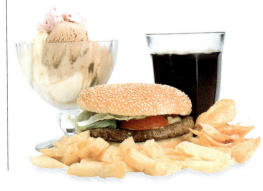

Nährstoffarme Lebensmittel sollten wir vermeiden. Wir müssen gut essen um uns gut zu fühlen.

79

REFLEXZONENTHERAPIE

Knochen und Muskeln

Die Reflexzonentherapie hat eine stark schmerzlindernde Wirkung auf Knochen und Muskeln. Die Ansammlung von Giften verursacht rheumatische Schmerzen, bei deren Linderung die Reflexzonentherapie ebenso helfen kann wie bei Schmerzen des Bindegewebes, Muskelzerrungen und Schulterverspannung. Ursache vieler Probleme des Bewegungsapparates ist eine falsche Körperhaltung.

Arbeitsbereiche

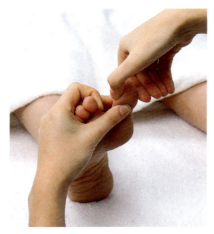

ZERVIKALE ZONE
Bearbeiten Sie die Halszone bei chronischen Nackenschmerzen.

NACKENZONE

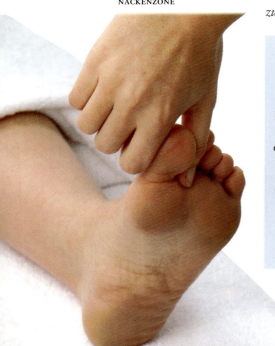

ZONEN DES SKELETTS UND DER MUSKELN

Im Anhang finden Sie Karten mit den einzelnen Reflexpunkten *(Seiten 130–135)*

Am Kopf befindet sich der Punkt LG-26 des Lenkergefäßes (in der Vertiefung unter der Nase). Er trägt zur Stärkung der Wirbelsäule bei.

ERNÄHRUNG

Die Art der Nahrung kann eine Gelenkentzündung mit Sicherheit verstärken oder lindern. Fischöl kann helfen, während Pflanzenöl die Beschwerden verstärkt. Ingwer hilft, eine rheumatische Schwellung zu lindern. Nahrungsmittel, die Gelenkschmerzen verschlimmern, sind Weizen- oder Cornflakes, Milch und Fleisch.

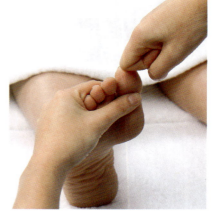

GEHIRNZONE
Die Bearbeitung der Gehirnreflexzone am großen Zeh ist schmerzlindernd, denn sie stimuliert die Endorphinausschüttung, das eine morphiumähnliche Wirkung hat (siehe Seite 23).

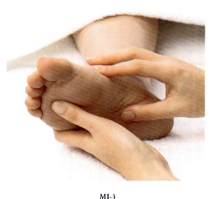

MI-3

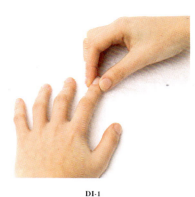

DI-1

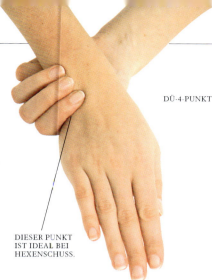

DÜ-4-PUNKT

DIESER PUNKT IST IDEAL BEI HEXENSCHUSS.

Der Milz-Meridian-Punkt MI-3 am Fuß (am unteren Ende des ersten Gelenks des Mittelfußes am inneren Bogen) stärkt das Rückgrat. Der erste Nierenpunkt NI-1 (in der Falte in der Mitte des Fußballens) hilft bei Hexenschuß.

Bei Nackenschmerzen hilft der DI-1-Punkt des Dickdarms (am Nagelbett des Zeigfingers auf der Daumenseite).

Bearbeiten Sie DÜ-4 und den Herzpunkt HE-4 bei Beschwerden der Bänder und Sehnen im Handgelenk und an den Unterarmen.

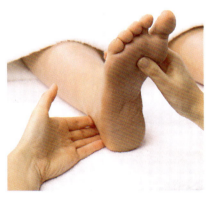

BL-60

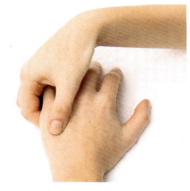

DÜ 3

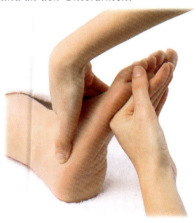

KNIEZONE

Der Blasenpunkt BL-60 (er liegt lateral um den Fußknöchel) hilft bei Hals- und Lendenschmerzen.

Bei Rückenschmerzen behandeln Sie den DÜ-3-Punkt des Dünndarms (unterhalb des kleinen Fingers am äußeren Rand). DÜ-4 (am fünften Handwurzelknochen) und DÜ-5 (in der Vertiefung am Handgelenk) wirken auch auf das Knie.

Die Knie- und Ellenbogenzone kann in einer bequemen Position behandelt werden. Wenn der Patient steht, ist dieser Punkt leicht erreichbar.

Bei Rückenproblemen bearbeiten Sie die Punkte des Rückenmarks auf der Fußinnenseite und alle entsprechenden Muskelbereiche am äußeren Fußrand. Bei Problemen in den Knien, Beinen, Hüften oder Schultern behandeln Sie die jeweiligen Reflexzonen.

Bearbeiten Sie den Nebennierenreflex bei rheumatischen Schmerzen.

KNIE- UND ELLENBOGENZONE

HINWEIS

BL-60 sollte während der Schwangerschaft nicht bearbeitet werden, denn dieser Punkt wird zur Rückbildung der Plazenta eingesetzt.

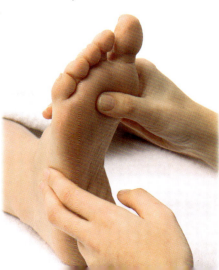

Nervenleiden

Zu den Störungen des Nervensystems gehören schmerzhafte Erkrankungen wie Ischias (ausstrahlende Schmerzen im unteren Rückenbereich), Neuralgien (Nervenschmerzen) und streßbedingte Beschwerden wie Schlaflosigkeit, Nervenschwäche, Depressionen und verschiedene Störungen im Halsbereich (zum Beispiel Heiserkeit und Stottern). Außerdem zählen dazu degenerative Erkrankungen wie die Parkinsonsche und Alzheimer Krankheit und die Multiple Sklerose, Epilepsie und einige mentale Störungen. Wichtige Veränderungen im Leben können Sorgen und emotionale Probleme verursachen und schließlich zu den sogenannten psychosomatischen Krankheiten führen, die viele körperliche Symptome wie Muskelverspannungen, Herzrhythmus- und Verdauungsstörungen auslösen.

Seelische Erkrankungen können verheerende Folgen auf den Körper haben, denn negative Gedanken und Handlungen haben Einfluß auf unser Nervensystem und können dort Störungen verursachen. Die tatsächlichen Auslöser sind oft Erschöpfung, Sorgen oder übermäßige geistige Anspannung. Viele Patienten, die an einer nervlichen Störung leiden, klagen über Energiemangel, starke Angstzustände ohne erkennbare Ursache oder Verzweiflung über das Unverständnis der Mitmenschen. Wenn dazu noch mangelnder Schlaf kommt, können zusätzliche Symptome wie Verdauungsbeschwerden, Verstopfung und bei Frauen ein unregelmäßiger Menstruationszyklus auftreten. Die herkömmliche Behandlungsweise würde hier mit Antidepressiva, Schlaftabletten oder anderen medi-

Streß kann viele psychosomatische Krankheiten verursachen, unter anderem auch Muskelschmerzen.

kamentösen Beruhigungsmitteln arbeiten. Dadurch werden die Schmerzen zwar zunächst betäubt, nicht aber die Ursachen behoben. Die Reflexzonentherapie dagegen beeinflußt die chemischen Abläufe im Nervensystem; so kann sich im Laufe der Zeit sowohl die Enzym- wie auch die Endokrinfunktion stabilisieren. Durch Blockaden in den Energiebahnen kann es zu einem Energiestau in einem bestimmten Bereich kommen. Das verursacht eine Funktionsstörung der Nerven. Wenn zum Beispiel die Balance der Neutransmitter gestört ist (*siehe Seite 22*) kann das wiederum eine Reaktion in einem Muskel oder einer Drüse auslösen. Reflexzonentherapie kann sowohl die ursächliche Störung als auch die Symptome behandeln.

BEHANDLUNG ALLGEMEINER BESCHWERDEN

NERVENZONEN

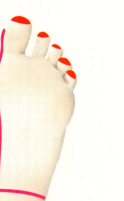

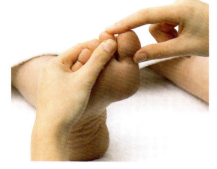

GEHIRNZONE

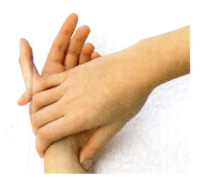

SHENMEN-PUNKT

Arbeitsbereich

Bei der Behandlung der Finger, Zehen und Ohren wird der Gehirnbereich beeinflußt. Bearbeiten Sie alle Reflexe der Wirbelsäule und des Gehirns an Händen und Füßen; das beruhigt die Nervenbahnen und gleicht den Haushalt der chemischen Stoffe im Gehirn aus. Diese Art der Stimulierung bringt das autonome Nervensystem ins Gleichgewicht (siehe Seite 20).

2) Besonders wichtig für die Beruhigung der Gedanken ist der Shenmen-Punkt (HE-7, am Handgelenk auf der Seite des kleinen Fingers). Eine halbe Daumenbreite über diesem Punkt befindet sich ein anderer Herz-Meridianpunkt, der bei Schlaflosigkeit wirkt (HE-6).

PE-6-PUNKT

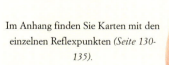

Im Anhang finden Sie Karten mit den einzelnen Reflexpunkten (Seite 130-135).

SHIXUAN-PUNKT

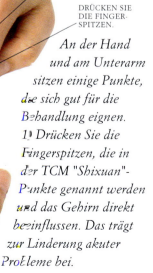

SHIXUAN-PUNKT

DRÜCKEN SIE DIE FINGERSPITZEN.

An der Hand und am Unterarm sitzen einige Punkte, die sich gut für die Behandlung eignen.
1) Drücken Sie die Fingerspitzen, die in der TCM "Shixuan"-Punkte genannt werden und das Gehirn direkt beeinflussen. Das trägt zur Linderung akuter Probleme bei.

3) Der Perikard-Meridian verläuft mittig am inneren Unterarm nach unten. Zwei Punkte, die zwei und drei Daumenbreit unterhalb des Handgelenks (PE-6 und -5) sitzen, und der Endpunkt an der Spitze des Mittelfingers (PE-9) eignen sich zur Behandlung bei Depressionen.

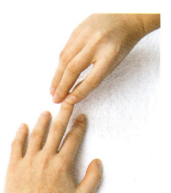

PE-9-PUNKT

83

REFLEXZONENTHERAPIE

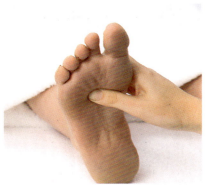

NI 1 PUNKT

Der erste Nierenpunkt am Fuß (NI-1, er sitzt in der Falte hinter dem Fußballen) ist wegen seiner beruhigenden Wirkung ein wichtiger Punkt. Er ist hilfreich bei Schlaflosigkeit und wirkt wunderbar harmonisierend.

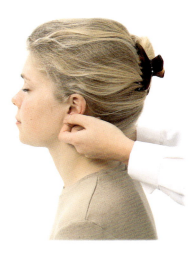

SUBCORTEX-PUNKT

2) Dieser Punkt an dem unteren hervortretenden Ohrknorpel ist ebenfalls hilfreich bei Depressionen, denn er wirkt schmerzlindernd auf das Nervensystem.

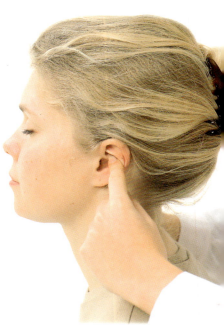

NULLPUNKT

3) Bei Schlaflosigkeit wird die Mitte des Ohrs behandelt, um den Vagusnerv (siehe Seite 63) zu treffen.

> **TIP**
>
> Ebenso wie die Behandlung der entsprechenden Reflexzonen beruhigt auch eine ausreichende Menge an Kohlehydraten in der Nahrung die Nerven.

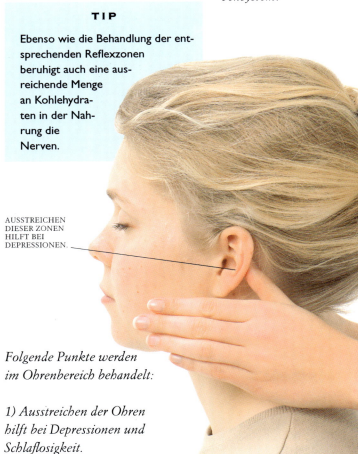

AUSSTREICHEN DIESER ZONEN HILFT BEI DEPRESSIONEN.

Folgende Punkte werden im Ohrenbereich behandelt:

1) Ausstreichen der Ohren hilft bei Depressionen und Schlaflosigkeit.

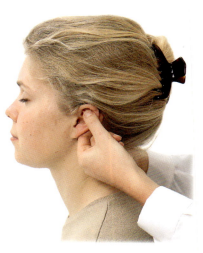

ISCHIASNERVENPUNKT

4) Dieser Punkt an der Antihelix ist besonders günstig bei Ischiasbeschwerden. Der Ischiasnerv ist der Hauptnerv im Bein, und Störungen wirken auf den Lenden- und Kreuzbeinbereich. Druck auf diesen Punkt wirkt schmerzlindernd.

BEHANDLUNG ALLGEMEINER BESCHWERDEN

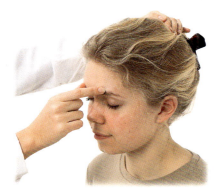
BL-2-PUNKT

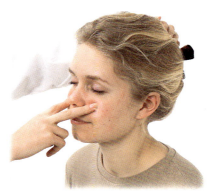
MA-1-PUNKT

ERNÄHRUNGSHINWEIS

Verwenden Sie Petersilie in Ihrem Speiseplan zur Stimulierung der Gehirntätigkeit. Einige Tassen Kaffee können das Nervensystem zwar anregen, aber übermäßiger Koffeingenuß (in schwarzem Tee, Kaffee und einigen Erfrischungsgetränken) hat eine gegenteilige Wirkung, denn er reizt die Nerven und löst Nervosität aus. Proteinreiche Lebensmittel wirken ebenfalls stimulierend auf das Gehirn, da sie den Aufbau des Neurotransmitters Serotonin verhindern, der als schlafauslösender Wirkstoff müde macht (*siehe* Hormone und Neurotransmitter, *Seiten 22–23*). Lebensmittel, die Bor enthalten, wie Nüsse, Blattgemüse, Hülsenfrüchte und einige Obstsorten wie Äpfel, tragen ebenfalls zu geistiger Konzentrationsfähigkeit bei. Zur Stimmungsaufhellung eignen sich Nahrungsmittel, die reich an Folsäure (grünes Blattgemüse), Selen (Meeresfrüchte, Paranüsse) und Kohlenhydraten sind (sie erhöhen den Serotoninspiegel im Blut).

Folgende Punkte am Kopf eignen sich zur Behandlung neurologischer Probleme.
1) Bei Schmerzen im Gelenk- oder Wangenbereich GB-14 in der Mitte oder BL-2 an den medialen Seiten der Augenbrauen, die Punkte MA-1 und MA-2 unter den Augen oder DI-20 an den Nasenflügeln.

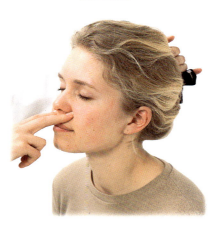
DI-20-PUNKT

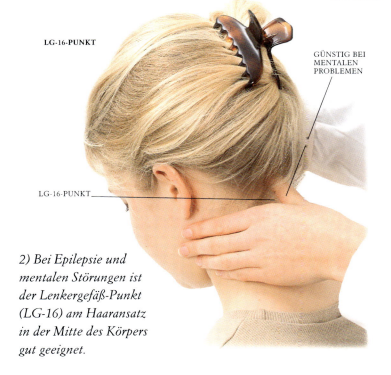

LG-16-PUNKT

GÜNSTIG BEI MENTALEN PROBLEMEN

LG-16-PUNKT

2) Bei Epilepsie und mentalen Störungen ist der Lenkergefäß-Punkt (LG-16) am Haaransatz in der Mitte des Körpers gut geeignet.

ZONEN DER WIRBELSÄULE

Diese Zonen liegen am äußeren Rand des Daumens und der Handfläche.

85

STRESS

Ursache für Streß sind alle Reizmittel oder Faktoren, die den Gesundheitszustand unseres Körpers bedrohen oder seiner Funktionsfähigkeit entgegen wirken. Ein hohes Maß an Streß (zum Beispiel durch eine Verletzung bei einem Unfall) kann dramatische Veränderungen im Körper auslösen, so zum Beispiel einen drastischen Abfall des Blutdrucks als erstes Anzeichen für einen Kreislaufkollaps. In diesen akuten Notfällen kann die Schulmedizin äußerst hilfreich sein, dennoch beheben Medikamente lediglich die Streßsymptome, wirkliche Heilung setzt aber die Beseitigung der Ursache voraus. Auch leichte Streßbelastung kann schon zum Auftreten von Krankheiten wie Geschwüren, Migräne, Herzanfällen, Ekzemen, Diabetes und sogar Krebs beitragen.

Die Toleranzgrenze für Streß ist bei jedem Menschen unterschiedlich, doch stets mit einer erhöhten Stimulation der Nebennieren verbunden. Diese produzieren die Hormone Adrenalin und Noradrenalin, die als Reaktion auf jede Aktivität oder Streßsituation ausgelöst werden und den Körper physiologisch auf »Kampf oder Flucht« vorbereiten. In dieser Lage erhöht sich der Herzschlag, und das Blut wird von den Verdauungsorganen abgezogen und in die Muskeln geleitet. Das erhöht die Alarmbereitschaft und löst bestimmte Gefühle aus. Ständiger Streß schafft Ungleichgewicht im Hormonhaushalt.

Chronischer Streß kann durch lang anhaltende emotionale Probleme und psychische Belastungen verursacht werden. Der alltägliche Druck verändert die Biochemie im Körper und kann Kopfschmerzen oder Rückenbeschwerden auslösen. Indirekt kann ständiger Streß auch zu Bluthochdruck, Verdauungsstörungen, Angstzuständen und Depressionen beitragen. Jeder von uns fühlt sich manchmal traurig, sogar sehr erfolgreiche Menschen leiden gelegentlich unter Ängsten. Eine Depression kann eine vorübergehende Stimmung sein, sie kann aber auch zu einem chronischen und belastenden Zustand werden. Akute Depressionen dagegen treten oft nach einem Todesfall oder nach einer Trennung auf.

Die Reflexzonentherapie kann Streß zwar nicht beseitigen, aber sie kann die als Folge auftretenden Streßerscheinungen lindern, weil sie entspannt und zu innerer Ruhe und Ausgeglichenheit führt. So schafft sie gute Voraussetzungen, um Streßsituationen zu bewältigen.

Es ist jedoch wichtig zu lernen, wie man richtig entspannt. Es reicht nicht aus, sich nach der Arbeit vor den Fernseher zu setzen; das schafft keine Entspannung. Es gibt verschiedene Methoden der Entspannung, von Yoga, Taichi, Qigong oder Meditation bis zum Lesen von Büchern über Entspannungstechniken. Nehmen Sie sich die Zeit, es lohnt sich. So werden Sie ein gelassener und gesunder Mensch. Schließlich ist Entspannung die Grundvoraussetzung für Gesundheit.

DIE AUSWIRKUNGEN VON STRESS AUF DEN KÖRPER

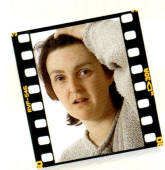

- Der Herzschlag beschleunigt sich.
- Die Atmung wird tiefer und schneller.
- Die Blutversorgung der Muskeln wird erhöht.
- Der Blutzuckerspiegel steigt.
- Gefühlsäußerungen werden intensiver.

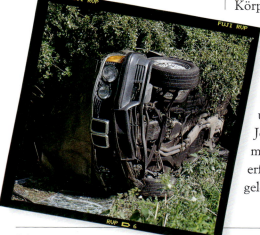

Bei extremen Streßsituationen wie zum Beispiel bei einem Unfall sind die körperlichen Veränderungen sehr ernst und manchmal lebensbedrohlich.

BEHANDLUNG ALLGEMEINER BESCHWERDEN

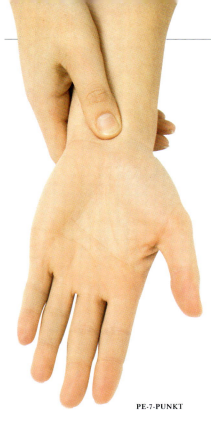

PE-7-PUNKT

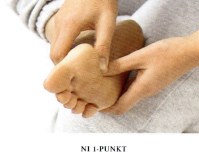

NI 1-PUNKT

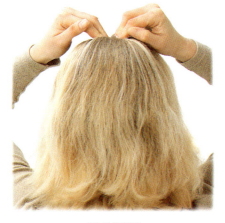

LG-20-PUNKT

Arbeitsbereiche

Streichen Sie auf der Innenseite des Handgelenks vom äußeren zum inneren Rand. Am Handgelenk sitzen drei Akupunkturpunkte, die bei Streß entspannend und beruhigend wirken. Dies ist zunächst der Herz-Meridianpunkt HE-7 (auf der Seite des kleinen Fingers, also innen), dann der Perikardpunkt PE-7 (am inneren Unterarm) und der Lungenpunkt LU-9 (auf der Seite des Daumens, also außen).

Am Fuß sitzt der erste Nieren-Meridianpunkt (NI-1 in der Falte an der Fußsohle direkt unter dem Fußballen). Er gilt in der TCM als wichtiger Punkt zur Beruhigung.

Zur Beruhigung der Gedanken eignen sich der Punkt zwischen den Augenbrauen und zwei Stellen am Lenkergefäß, das die Mitte des Körpers durchläuft: der Baihiu-Punkt LG-20 auf der Verbindungslinie der Ohren über den Kopf und LG-19 zwei Finger breit darunter.

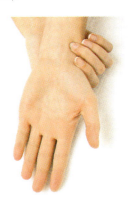

LU-9-PUNKT

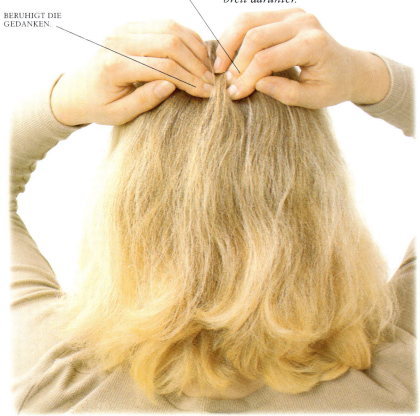

BERUHIGT DIE GEDANKEN.

LG-19-PUNKT

LG-19-PUNKT

87

ERNÄHRUNGSHINWEIS

Zur Linderung von Streßerscheinungen und Ängsten sollten Sie mehr komplexe Kohlenhydrate wie Nudeln, Getreide und Gemüse essen, denn sie tragen zu einer vermehrten Aufnahme der Aminosäure Tryptophan in das Gehirn bei. Tryptophan wird dort zu dem Neurotransmitter Serotonin umgewandelt, das eine beruhigende Wirkung hat. Um den Beruhigungseffekt zu beschleunigen und gut entspannen zu können, trinken Sie koffeinfreie Getränke mit Honig oder Zucker. Zwiebeln enthalten ebenfalls ein leichtes Beruhigungsmittel, das Quercetin.

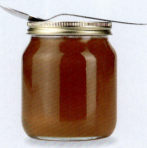

HONIG

Zur Linderung von Streß essen Sie viel frisches Gemüse und komplexe Kohlenhydrate. Auch koffeinfreie Getränke mit Honig wirken beruhigend auf den Geist.

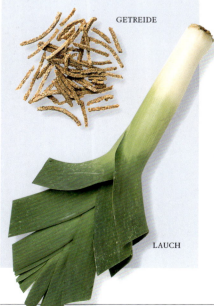

GETREIDE

LAUCH

VISUALISIERUNG

Versuchen Sie, sich in Ihrer Phantasie eine eigene streßfreie Idealsituation auszumalen, und konzentrieren Sie sich dann mindestens drei Minuten lang auf dieses Bild. Stellen Sie sich zum Beispiel ein offenes Fenster vor, durch das alle Ihre Probleme hinausfliegen, oder betrachten Sie sich selbst als einen Vogel, der vor allen streßreichen Situationen des täglichen Lebens einfach davonfliegt. Sie könnten in Ihrer Phantasie auch am Strand liegen und das Wasser um Ihre Füße plätschern lassen oder auf einer Wolke dahinsegeln. Jedes friedliche Bild kann helfen.

KONZENTRIEREN SIE SICH EINIGE MINUTEN LANG AUF EIN FRIEDLICHES BILD

SPÜREN SIE DIE INNERE RUHE.

EINFACHE ATEMÜBUNGEN

Zu diesem Übungstyp gibt es viele Variationen. Die folgende Übung ist eine der einfachsten. Idealerweise liegen Sie dabei flach auf dem Rücken am Boden, Sie können aber auch in einer bequemen Haltung sitzen. Atmen Sie tief und langsam durch die Nase ein und zählen Sie dabei bis drei, dann halten Sie den Atem an, während Sie wieder bis drei zählen. Nun atmen Sie langsam durch den Mund wieder auf drei aus. Wiederholen Sie diese Atmung drei oder vier Minuten lang. Ihre Muskeln sollten während der ganzen Übung und vor allem beim Anhalten der Atmung völlig entspannt sein. Sie können die Übung wiederholen und dabei einen Finger an ein Nasenloch halten. Dann wechseln Sie zum anderen Nasenloch, so daß Sie zuerst durch das eine und dann durch das andere abwechselnd einatmen.

ATMEN SIE DURCH DIE NASE.

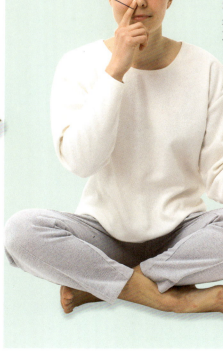

BEHANDLUNG ALLGEMEINER BESCHWERDEN

ÜBUNGEN ZUR STRESSVERMINDERUNG

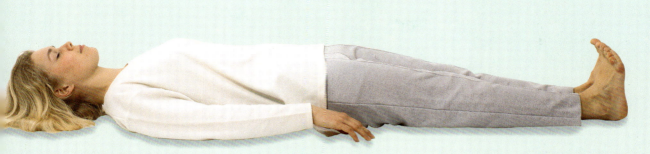

PROGRESSIVE MUSKELENTSPANNUNG
Hierbei sollen alle wichtigen Muskelbereiche im Körper bearbeitet werden, indem man sie zuerst an- und dann entspannt.

Sie liegen rücklings am Boden, die Arme an den Seiten, die Beine gestreckt. Spannen Sie die Muskeln der Zehen und Füße, halten Sie die Spannung einige Sekunden und lockern dann langsam.

Wiederholen Sie die Übung der Reihe nach mit den Muskeln aller Glieder, des Körpers und des Gesichts. Schließen Sie dann mit der Atemübung.

ENTSPANNUNGSTECHNIKEN IN DER REFLEXZONENTHERAPIE
Halten Sie die Finger fünf Sekunden angespannt. Das Gefühl der Entspannung sollte nach oben wandern, bis in die Schultern. Atmen Sie dabei tief. Wiederholen Sie die die Übung mit den Zehen, und rotieren Sie danach erst die Hand-, dann die Fußgelenke. Strecken Sie sich anschließend und ruhen Sie ein wenig.

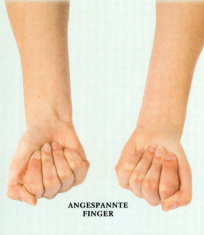

ANGESPANNTE FINGER

HÄNDEVERSCHRÄNKEN

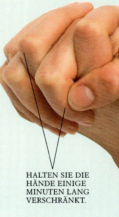

HALTEN SIE DIE HÄNDE EINIGE MINUTEN LANG VERSCHRÄNKT.

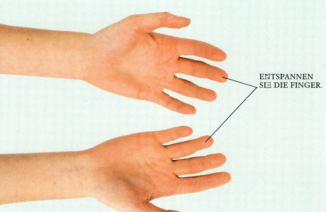

ENTSPANNEN SIE DIE FINGER.

FINGERENTSPANNUNG

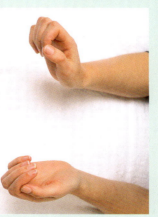

ROTIEREN SIE DAS HANDGELENK.

Kopf- und Nackenbereich

Kopfschmerzen und Migräne gehören zu den häufig auftretenden Beschwerden, die diffus oder einseitig sind. Andere Störungen in diesem Bereich können das Ohr und das Gehör, die Augen, die Nase und den Nacken betreffen.

MIGRÄNE UND ANDERE KOPFSCHMERZEN

Migräne und andere Kopfschmerzen haben verschiedene Ursachen: Ängste, Erschöpfung, Überbeanspruchung der Augen, falsche Ernährung oder Verdauungsstörungen. Migräne ist oft auch verbunden mit Übelkeit und Sehstörungen. Die Reflexzonentherapie hilft durch Entspannung der verengten Blutgefäße. Eine längere Behandlung kann die Störung weitgehend lindern.

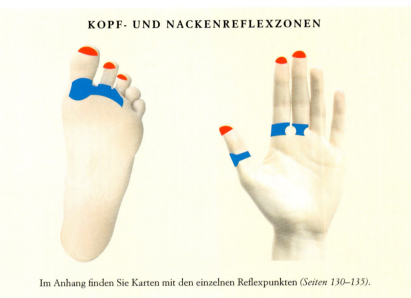

KOPF- UND NACKENREFLEXZONEN

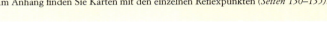

Im Anhang finden Sie Karten mit den einzelnen Reflexpunkten *(Seiten 130–135)*.

Arbeitsbereiche
Bearbeiten Sie die Gehirnzonen an den Finger- und Zehenspitzen, um Erbrechen vorzubeugen.

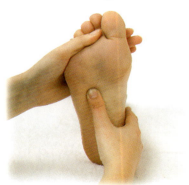

GALLENBLASENZONE

ARBEIT AM LEBERPUNKT

LEBERPUNKT

Blutreinigung erreicht man über die Leber- und Gallenblasenzonen.

BEHANDLUNG ALLGEMEINER BESCHWERDEN

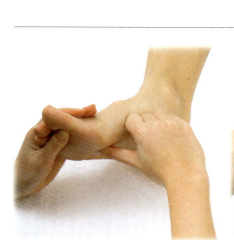

ZONE DER WIRBELSÄULE

Streichen Sie mit den Fingerknöcheln am Wirbelsäulenpunkt nach oben und unten, das beruhigt das ganze zentrale Nervensystem.

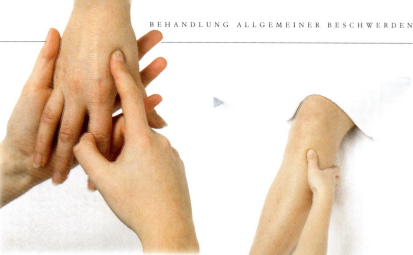

DI 4-PUNKT

Der DI-4-Punkt des Dickdarms (zwischen Daumen und Zeigefinger) verschafft Erleichterung bei Schmerzen, besonders bei Gesichtsneuralgie.

MA-36-PUNKT

Der Punkt MA-36 des Magen-Meridians am Bein (vier Finger breit unterhalb des Knies) lindert verdauungsbedingte Kopfschmerzen an der Stirn.

Der Shenmen-Punkt in der dreieckigen Vertiefung am Ohr lindert Schmerzen und beruhigt.

An Kopf und Nacken befinden sich einige Punkte, die Kopfschmerzen lindern können:
1) An beiden Schläfen eine Daumenbreite hinter dem äußeren Ende der Augenbrauen liegen zwei Punkte, die besonders wirksam bei Migräne sind.

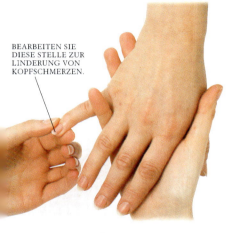

BEARBEITEN SIE DIESE STELLE ZUR LINDERUNG VON KOPFSCHMERZEN.

DÜ-1-PUNKT

Auf der Hand sitzen zwei hilfreiche Punkte: Zunächst der erste Punkt auf dem Dünndarm-Meridian (DÜ-1 am Außenrand des Nagelbetts am kleinen Finger); er hilft generell bei der Linderung von Kopfschmerzen.

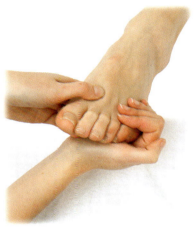

LE-3-PUNKT

Der Lebermeridian-Punkt LE-3 am Fuß (in der Furche zwischen dem großen und dem zweiten Zeh) hilft bei Migräne und verdauungsbedingten Kopfschmerzen.

2) Der Punkt zwischen den Augenbrauen eignet sich auch zur Behandlung von Kopfschmerzen.
3) Der Baihui-Punkt LG-20 (am Scheitel) wirkt besonders beruhigend bei streßbedingten Kopfschmerzen.

HINWEIS

MA-36 eignet sich nicht für die Behandlung kleiner Kinder.
DI-4 sollte in der Schwangerschaft ganz gemieden werden.

ERNÄHRUNGSHINWEIS

Viele Lebensmittel enthalten chemische Stoffe, die bei generell anfälligen Personen Kopfschmerzen auslösen können, da sie manchmal Veränderungen in den Neuronen und Blutgefäßen hervorrufen. Die bekanntesten Auslöser sind Koffein, Schokolade, reife Käsesorten, geräuchertes Fleisch, Alkohol (vor allem Rotwein), Glutamat, Salz und Nüsse. Fetter Fisch, Lebertran und Ingwer können Kopfschmerzen lindern.

91

NACKENPROBLEME

Nackenprobleme äußern sich u. a. durch Schmerzen und Steifheit beim Drehen des Nackens. Ursache dafür können Probleme der Halswirbel oder eine Verletzung bzw. Erkrankung der peripheren Nerven sein. Auch eine falsche Haltung kann zu Nackenproblemen beitragen.

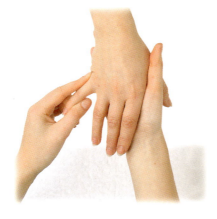

ZERVIKALE ZONE

Arbeitsbereiche

Bearbeiten Sie den zervikalen Reflex und die chronischen Nackenpunkte.

An den Händen behandeln Sie den ersten Dünndarmpunkt DÜ-1 (siehe Seite 91), DÜ-2 (am Außenrand der Wurzel des kleinen Fingers) und DÜ-3 (am Außenrand der Hand beim Knöchel) oder den ersten Dickdarmpunkt DI-1 (am Nagelbett des Zeigefingers, Daumenseite).

Der Blasenpunkt BL-10 und der Gallenblasenpunkt GB-20 (»Fengchi«) eignen sich bei Nackenversteifung und Schmerzen.

BEARBEITEN SIE DAS NAGELBETT AM ZEIGEFINGER.

DI-1- PUNKT

OHRENPROBLEME

Ohrenprobleme sollten nie vernachlässigt werden. Sie sind oft durch Infektionen verursacht, die von der Nase, dem Hals oder den Zähnen weiter nach oben wandern. Eine Mittelohrentzündung tritt bei kleinen Kindern sehr häufig auf. Die Behandlung soll die Verstopfung im Ohrenkanal lindern, indem der überschüssige Schleim oder Katarrh gelockert wird *(siehe S. 62)*.

Arbeitsbereiche

Beginnen Sie mit den Zonen am Ohr, am Gesicht und an den Händen und den Reflexen im oberen Halsbereich. Sie haben über den Vagusnerv Verbindungen zum Ohr.

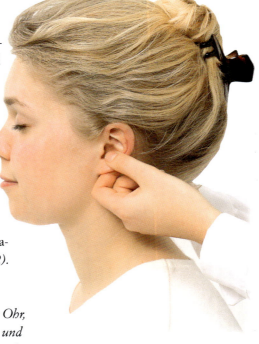

OHRENZONE

DI-1-PUNKT

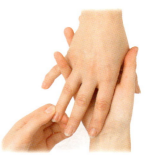

DE-1-PUNKT

An den Händen bearbeiten Sie die Dreifacherwärmerpunkte DE-1 (am Ansatz des Ringfingernagelbetts) und DE-2 (an der Haut zwischen Mittel- und Ringfinger).

Am Kopf ist der Punkt in der Vertiefung beim Ohr der letzte Punkt des Dünndarm-Meridians (DÜ-19). Er eignet sich gut zur Behandlung aller Ohrenerkrankungen, auch bei Ohrensausen, Mittelohrentzündung und Taubheit.

AUGENPROBLEME

Die Reflexzonentherapie kann bei der Mehrheit der häufigsten Augenerkrankungen helfen. Ein Großteil der leichteren Entzündungen wie Bindehautentzündung spricht sehr gut auf die Behandlung an. Im Alter können andere Probleme wie grauer Star auftreten. Plötzliche Veränderungen beim Sehen sollten immer untersucht werden. Aber es gibt viele Punkte, mit denen man alltägliche Probleme bearbeiten kann.

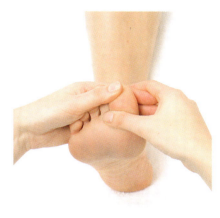

AUGENZONE

Arbeitsbereich

Bearbeiten Sie die Augenpunkte an den Zehen in den Zonen 2 bis 3. Die Nackenpunkte stimulieren die Nervenbahnen, der Gehirnpunkt aktiviert den optischen Nerv. Die Nieren stehen in einer zonalen Verbindung zu den Augen. Bearbeiten Sie den Nebennierenpunkt zur Linderung von Entzündungen.

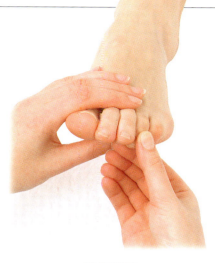

GB-44-PUNKT

Der Gallenblasenpunkt GB-44 (am Nagelbett der Außenseite des vierten Zehs) an den Beinen eignet sich gut bei allen Augenerkrankungen, während GB-37 (fünf Daumenbreiten über der Außenseite des Fußknöchels an der Seite des Unterschenkels vor dem Wadenbein) als »Augenleuchter« bekannt ist, da er das Auge vor Degenerationserscheinungen bewahrt.

Am Kopf finden sich folgende Augenzonen: Der erste und zweite Blasenpunkt BL-1 (direkt über den inneren Augenwinkeln bei beiden Augen) und BL-2 (am inneren Ende der Augenbrauen) sind nützlich für die Behandlung von Bindehautentzündung, Kurzsichtigkeit, Sehstörungen und Glaukomen. Die Punkte in der Mitte jeder Augenbraue eignen sich bei Bindehautentzündung und bringen die Augen zum Leuchten. Der erste Gallenblasenpunkt GB-1 (am äußeren Augenwinkel), der Dreifacherwärmerpunkt DE-23 (am äußeren Ende der Augenbrauen) und der erste Magenpunkt MA-1 sind ebenfalls geeignet.

NASENPROBLEME

Viele Nasenprobleme können mit der Reflexzonentherapie behandelt werden, unter anderem Nasennebenhöhlenentzündung und Entzündung der Nasenscheidewände, die durch Allergie oder Infektion verursacht sein können.

Arbeitsbereiche

Bearbeiten Sie die Zonen für die Nase und den Gesichtsbereich. Der Nebennierenpunkt ist nützlich bei der Linderung von Entzündungen.

Am Kopf sind die Punkte in der Mitte zwischen den Augenbrauen und in der Vertiefung unter der Nase (DI-20) nützlich. DI-20 ist angezeigt bei Nasenbluten, Verlust des Geruchssinns und Heuschnupfen.

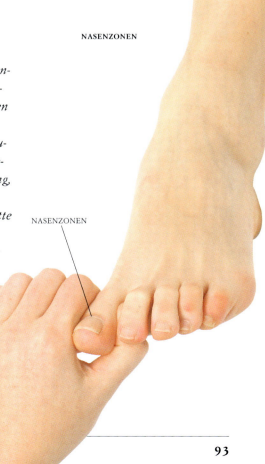

NASENZONEN

NASENZONEN

Atemwegsprobleme

Erkrankungen der Atemwege sind Husten, Bronchitis, Lungenblähung, Asthma und alle anderen Erkrankungen, die eine Blockade oder Entzündung der Lunge und der Atemwege verursachen. Sie können durch Rauchen, klimatische Bedingungen, Luftverschmutzung, Bakterien- oder Vireninfektionen ausgelöst werden, zum Beispiel durch eine Erkältung. Die folgenden Ratschläge zur Selbsthilfe sind für alle diejenigen geeignet, die an Problemen der Atemwege leiden. Viele Menschen werden jedoch mit einer kontinuierlichen professionellen Behandlung größere Erfolge erzielen, denn im Laufe der Zeit verlieren die Lungen ihre natürliche Elastizität. Eine regelmäßige Behandlung der Reflexzonen ermöglicht ein besseres Funktionieren der Atmung.

ASTHMA

Asthma wird durch eine hypersensible (überempfindliche) Reaktion auf eine Reizung der Innenwände der Lunge *(siehe Seite 48)* ausgelöst. In der Folge verengen sich die Luftröhren und die nasalen Wege durch Verdickung, Entzündung und übermäßige Schleimproduktion. Dazu kommen noch starke Muskelkontraktionen, die Krämpfe auslösen. Die übliche medikamentöse Behandlung besteht im Einsatz von Bronchodilatoren in Form eines Inhalationsgeräts oder in schweren Fällen in der Gabe von Corticosteroiden (Steroiden) zur Entzündungshemmung. Eine ständige Einnahme dieser Medikamente kann jedoch Heiserkeit verursachen, und hohe Dosen beeinträchtigen die Herztätigkeit und bewirken manchmal ein leichtes Muskelzittern, Kopfschmerzen und nervöse Spannungen. Corticosteroide hemmen außerdem die natürliche Immunabwehr des Körpers.

Eine Reflexzonentheraphie hilft Asthmatikern, leichter zu atmen, und trägt zur Entspannung des Zwerchfells bei.

HINWEIS

Die Reflexzonentherapie ersetzt keine ärztliche Behandlung! Bei allen akuten Atemschwierigkeiten muß unverzüglich ein Arzt gerufen werden.

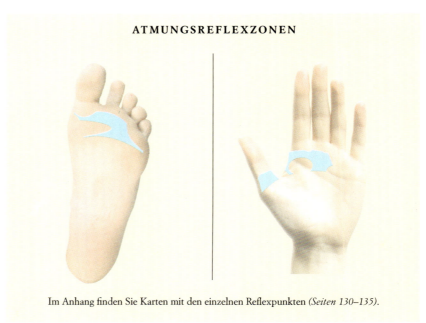

ATMUNGSREFLEXZONEN

Im Anhang finden Sie Karten mit den einzelnen Reflexpunkten *(Seiten 130–135)*.

BEHANDLUNG ALLGEMEINER BESCHWERDEN

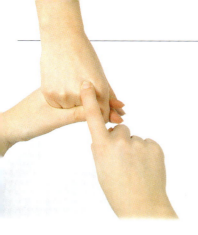

LUNGENZONEN

Arbeitsbereiche

Beginnen Sie die Bearbeitung der Lungenpunkte an Händen oder Füßen. An den Händen liegt der Bereich auf den weichen Ballen in der Handfläche unterhalb der Finger, an den Füßen sind es die Fußballen.
Die Reflexzonen an den Händen sind ein wirkungsvoller und energiereicher Bereich zur Behandlung dieser Erkrankungen und können täglich mit großem Erfolg bearbeitet werden.

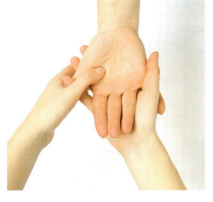

NEBENNIERENZONE

Bearbeiten Sie auch die Nebennierenreflexpunkte. Der Nebennierenpunkt liegt an der Handinnenfläche am Ansatz zwischen Daumen und Zeigefinger. An den Füßen befindet sich dieser Punkt am inneren Rand im oberen Teil des Fußgewölbes.

An den Händen sind zwei Akupunkturpunkte besonders nützlich:
1) Der erste Punkt ist ein Lungenmeridian-Punkt (LU-11 am Daumen am äußeren Winkel des Nagelbetts). Drücken Sie um den ganzen Daumen herum bis hinunter zu dem fleischigen erhobenen Bereich am Daumenansatz, dann weiter etwa 8 cm nach unten zum Handgelenk. Dieser Bereich hilft bei der Beseitigung von überschüssigem Schleim.
2) Der zweite Punkt ist der Dickdarmpunkt DI-4 (im Bereich zwischen Daumen und Zeigefinger). Dies ist allgemein ein günstiger Punkt zur Linderung von Nasen- und Atmungsproblemen wie allergischer Rhinitis (Nasenentzündung), Heuschnupfen, Schnupfen und tränenden und juckenden Augen. Der Punkt wirkt gleichzeitig stimulierend und lockernd auf die Lungen.

ERNÄHRUNGSHINWEIS

Die meisten Asthmatiker und andere Menschen mit Atemproblemen produzieren zu viel Schleim. Sie sollten sich bewußt machen, daß Nahrungsmitel wie Milchprodukte oder Schokolade dies verschlimmern. Auch Rauchen und Alkohol reizen die Schleimmembranen. Gut für die Bronchien ist Knoblauch.

An den Beinen befindet sich ein weiterer Punkt am Magenmeridian (MA-40, er liegt sechs Finger breit unterhalb des Knies zwischen Schienbein und Wadenbein). Druck auf diesen Bereich trägt zur Reduzierung von überschüssigem Schleim bei.

Am Ohr befindet sich ein günstiger Punkt zur Linderung von Asthma am Knorpel über den Ohrläppchen.

LU-11-PUNKT

BEARBEITEN SIE DIESEN BEREICH, UM ÜBERSCHÜSSIGEN SCHLEIM ZU BESEITIGEN.

HINWEIS

DI-4 darf in der Schwangerschaft nicht bearbeitet werden.

LU-11

REFLEXZONENTHERAPIE

INFEKTIONEN DER ATEMWEGE

Störungen können in verschiedenen Bereichen des Atmungssystems auftreten und Entzündungen des Kehlkopfs (Laryngitis), des Rachens (Pharyngitis) oder der Bronchien (Bronchitis) hervorrufen. Anspannung und Ängste beeinträchtigen die Fähigkeit der Lungen zur Aufnahme von ausreichendem Sauerstoff noch zusätzlich. Eine Verspannung der Zwerchfellmuskeln kann häufig in einen Krampf übergehen, so daß sich die Lungen nicht genügend ausdehnen können. Regelmäßige Reflexzonentherapie wirkt Reizungen entgegen, erleichtert tiefsitzende Beschwerden und beruhigt die Bronchialmuskeln.

Arbeitsbereiche

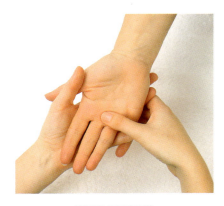

ZERVIKALE ZONEN

Bearbeiten Sie die spinalen und zervikalen Zonen. Damit stimulieren Sie die glatten Bronchialmuskeln und den Zwerchfellnerv im Nacken, der zum Zwerchfell und zu den die Lunge umgebenden Membranen läuft. Diese Behandlung trägt zu einer regelmäßigen Kontraktion des Zwerchfells bei.

Die Hände und Füße eignen sich wunderbar als Arbeitsbereich bei Asthma. Üben Sie Druck auf alle Gehirnpunkte am großen Zeh und Daumen und auf die Spitzen und Wurzeln der Finger und Zehen aus, damit unterstützen Sie den Atmungsvorgang und verlangsamen Puls und Atmung.
An den Händen hilft der Dickdarmpunkt DI-4 (zwischen Daumen und Zeigefinger) bei allen Störungen im Kopfbereich und lindert viele Erkältungssymptome.

ERNÄHRUNGSHINWEISE

Knoblauch gilt als »natürliches Anitbiotikum«, denn er wirkt sowohl antibakteriell als auch antiviral. Er hat allgemein eine positive Wirkung auf die Atemwege, unterstützt die Schleimmembrane und reinigt das Blut. Lauch und Zwiebeln haben ähnliche Eigenschaften und unterstützen die Lockerung von Schleim. Das gleiche gilt auch für scharfe Gewürze wie Senf, Ingwer und Chili. Bei viralen Infektionen sollten Sie viel (vorzugsweise heiße) Flüssigkeit zu sich nehmen, in China wird in diesem Fall traditionell heiße Hühnersuppe empfohlen. Wenn Sie zu Bronchitis neigen, sorgen Sie für ausreichend Vitamin C.

Am Ohr sind die folgenden Punkte nützlich:
1) Die sechs Punkte im Helixbereich bei Infektionen der oberen Luftwege.
2) Streichen Sie die beiden Punkte auf der Ohrrückseite nahe der Falte aus. Einer wirkt direkt auf den Brustkorb, der andere ist der Lungenpunkt.

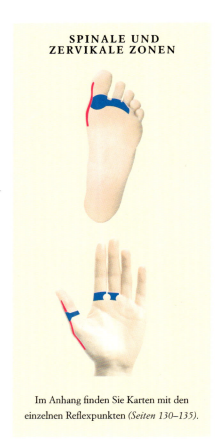

SPINALE UND ZERVIKALE ZONEN

Im Anhang finden Sie Karten mit den einzelnen Reflexpunkten *(Seiten 130–135).*

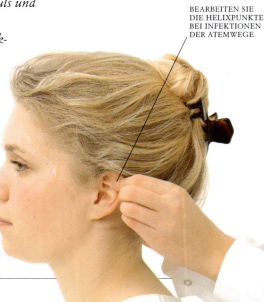

BEARBEITEN SIE DIE HELIXPUNKTE BEI INFEKTIONEN DER ATEMWEGE.

HELIXPUNKT

BEHANDLUNG ALLGEMEINER BESCHWERDEN

ÜBUNGEN BEI ASTHMA

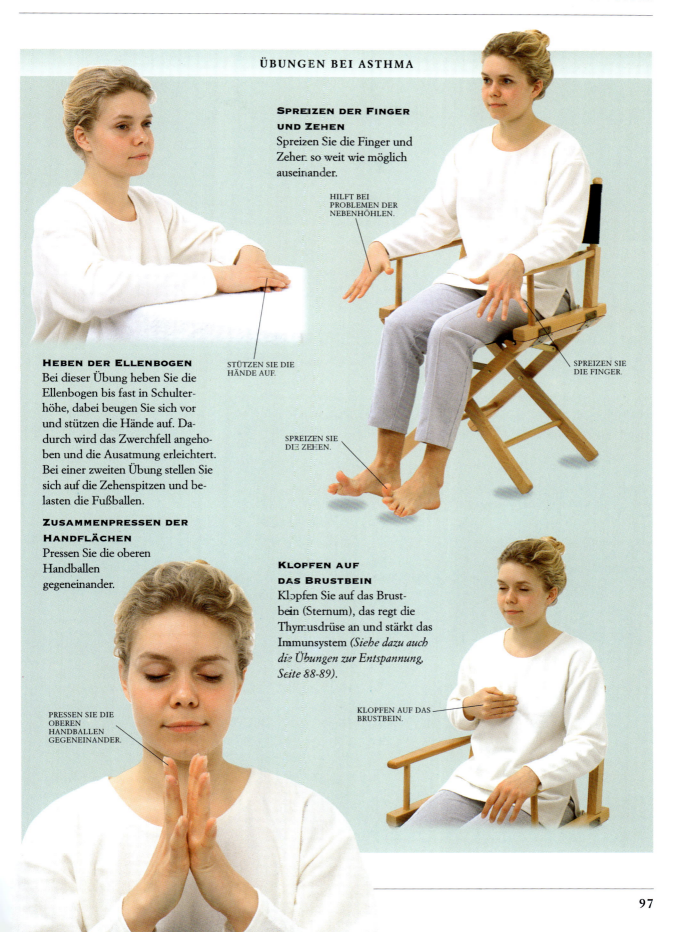

SPREIZEN DER FINGER UND ZEHEN
Spreizen Sie die Finger und Zehen so weit wie möglich auseinander.

HILFT BEI PROBLEMEN DER NEBENHÖHLEN.

SPREIZEN SIE DIE FINGER.

SPREIZEN SIE DIE ZEHEN.

HEBEN DER ELLENBOGEN
Bei dieser Übung heben Sie die Ellenbogen bis fast in Schulterhöhe, dabei beugen Sie sich vor und stützen die Hände auf. Dadurch wird das Zwerchfell angehoben und die Ausatmung erleichtert. Bei einer zweiten Übung stellen Sie sich auf die Zehenspitzen und belasten die Fußballen.

STÜTZEN SIE DIE HÄNDE AUF.

ZUSAMMENPRESSEN DER HANDFLÄCHEN
Pressen Sie die oberen Handballen gegeneinander.

KLOPFEN AUF DAS BRUSTBEIN
Klopfen Sie auf das Brustbein (Sternum), das regt die Thymusdrüse an und stärkt das Immunsystem (Siehe dazu auch die Übungen zur Entspannung, Seite 88-89).

PRESSEN SIE DIE OBEREN HANDBALLEN GEGENEINANDER.

KLOPFEN AUF DAS BRUSTBEIN.

REFLEXZONENTHERAPIE

Verdauungs- und Darmprobleme

Wenn wir bedenken, wie oft wir mehr essen als wir brauchen, können wir verstehen, warum im Magen- und Darmbereich so häufig Krankheiten auftreten. Diese Störungen zeigen sich oft bei Streß, wenn wir zu schnell essen oder schlechter Laune sind. Durch die Reflexzonentherapie erzielen wir einen entspannten Zustand, der den Verdauungsprozeß unterstützt und positiv beeinflußt. Die Behandlung der Reflexzonen verstärkt die Tätigkeit des Parasympathikus und wirkt daher anregend auf die Nerven und Muskeln in den Darmwänden. Das sorgt für den richtigen Rhythmus der Peristaltik beim Transport der Nahrung durch den Bauch.

VERDAUUNGS- UND MAGENSTÖRUNGEN

Als Verdauungsstörungen bezeichnet man viele verschiedene Beschwerden in diesem Bereich. Sie reichen von Schwellungen und Ausdehnung des Magens bis zu Geschwüren. Viele schmerzhafte und unangenehme Störungen wie Sodbrennen, Magenschleimhautentzündung oder Darmkrämpfe lassen sich behandeln.

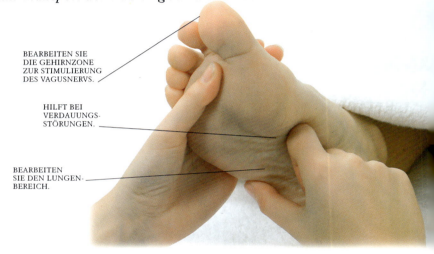

BEARBEITEN SIE DIE GEHIRNZONE ZUR STIMULIERUNG DES VAGUSNERVS.

HILFT BEI VERDAUUNGS-STÖRUNGEN.

BEARBEITEN SIE DEN LUNGEN-BEREICH.

NEBENNIERENZONE

VERDAUUNGSZONEN

Im Anhang finden Sie Karten mit den einzelnen Reflexpunkten *(Seiten 130–135)*.

Arbeitsbereiche

Besonderer Druck auf den Nebennierenpunkt trägt zur Linderung von Entzündungen bei. Bei Gallenverstimmungen bearbeiten Sie den Leber- und Gallenblasenpunkt am rechten Fuß oder der rechten Hand. Am linken Fuß liegen die Zonen für Magen und Bauchspeicheldrüse. Stimulieren Sie den Vagusnerv durch Bearbeiten der Gehirnzone am großen Zeh, der Speichelfluß und Produktion der Verdauungssäfte erhöht.

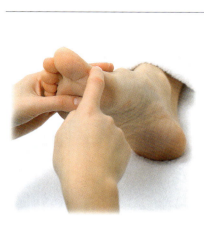

MI-2-PUNKT

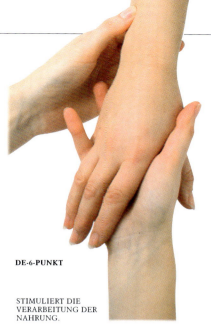

DE-6-PUNKT

STIMULIERT DIE VERARBEITUNG DER NAHRUNG.

Am Fuß sitzt der Milzmeridian-Punkt MI-2 (in der Mitte des oberen Fußknochens am großen Zeh). Er unterstützt die Verdauung. Am Bein befinden sich die Magenpunkte MA-35 (zu beiden Seiten der Kniescheibe), MA-36 (vier Finger breit unter dem Knie, an der Außenseite des Schienbeins) und MA-39 (in der Mitte des Unterschenkels) zur Regulierung der Magentätigkeit und bei Entzündung.

HINWEIS
MA-36 eignet sich nicht zur Behandlung von Kleinkindern.

An den Armen sitzen die Dreifacherwärmerpunkte DE-3 (am Handrücken in einer Linie zwischen den Knochen von Ringfinger und kleinem Finger), DE-4 und DE-6 (auf der gleichen Linie direkt über dem Handgelenk). Diese Punkte wirken bei Verstopfung anregend auf die Verarbeitung der Nahrung. Der Dickdarmpunkt DI-3 (an der inneren Seite der Zeigefingerwurzel) hilft bei Blähungen.

ERNÄHRUNGSHINWEIS
Bestimmte Nahrungsmittel können Verdauungsstörungen verschlimmern oder verbessern. Bei Geschwüren wird zwar auch eine bakterielle Infektion als Hauptursache nicht ausgeschlossen, aber Milch, Bier und koffeinhaltige Getränke können den Zustand ebenfalls verschlimmern. Bananen und Kohl wirken dagegen wohltuend. Bei Sodbrennen oder zuviel Säure sollten Sie fette Speisen meiden und mehr komplexe Kohlenhydrate wie Gemüse und Vollkornprodukte essen. Schokolade, Kaffee, Alkohol, rohe Zwiebeln, Zitrussäfte und scharfe Speisen sind bei diesen Störungen ungünstig. Wenn man unter Blähungen leidet, sollte man Milch, Bohnen und andere Gemüsearten wie Zwiebeln meiden und Ingwer, Knoblauch und Pfefferminze in den Speiseplan mit einbeziehen. Auch bei Übelkeit ist Ingwer wirksam.

Eine Behandlung des Ohrs in der Mitte der Ohrenpunkte (vorne und hinten) stimuliert den Vagusnerv.

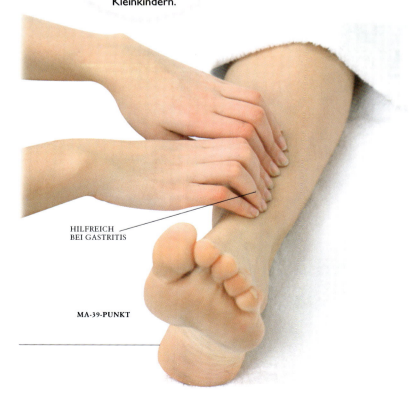

HILFREICH BEI GASTRITIS

MA-39-PUNKT

HINWEIS
Bei allen ernsthaften und langwierigen Darmstörungen muß der Arzt aufgesucht werden, damit die Ursache festgestellt werden kann. Außerdem ist es ratsam, sich einer regelmäßigen Behandlung durch einen professionellen Reflexzonentherapeuten mit ganzheitlicher Ausrichtung zu unterziehen.

DARMSTÖRUNGEN

Störungen im Darmbereich treten heutzutage häufig auf, viele entstehen durch eine Anhäufung von Abfallstoffen im Körper, schlechte Ernährung, Störungen in anderen Bereichen oder auch durch Anspannung und Streß. Schwellungen im Bauchbereich können durch Entzündungen und Diverticulitis (Ausstülpungen an den Membranen, die den Darmtrakt auskleiden) auftreten. Dadurch entstehen kleine Taschen, die Schmerzen im unteren Bauchraum verursachen, später folgen dann Durchfall oder Verstopfung. Darmreizungen (Koliken, Verstopfung und Durchfall mit großer Schleimproduktion) treten ebenfalls häufig auf, die Ursache dafür ist oft nicht bekannt. Die Crohnsche Krankheit ist eine schwerwiegende Reizung der Wände im Verdauungstrakt. Sie kann an jeder Stelle in diesem Bereich vom Mund bis zum Anus auftreten, am häufigsten sind jedoch die Darmwände davon betroffen. Oft führt diese Krankheit zu Narbenbildung, Verdickung, Verstopfung, analen Abszessen oder Fisteln (abnorme Öffnungen in der Hautoberfläche). Viele Menschen, die an diesen Beschwerden leiden, haben festgestellt, daß die Symptome durch die Ernährung beeinflußt werden können. Auch Medikamente können Verstopfung verursachen.

Regelmäßige Reflexzonentherapie trägt zu einer normalen Aktivität der Magenmuskeln bei, sie stimuliert außerdem die Produktion der Magensäfte, verbessert die Peristaltik (siehe Seite 52) und kontrolliert die Geschwindigkeit des Verdauungsvorgangs und den Weg der Nahrung im Verdauungstrakt.

Arbeitsbereiche

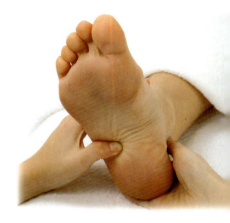

BAUHINSCHER KLAPPENREFLEX

Bei Darmträgheit bearbeiten Sie die Spitzen der Zehen oder Finger zur Stimulierung der Cranialnerven. Auch der Leber- und Gallenbereich sollte angeregt werden, denn die Gallenflüssigkeit unterstützt die Peristaltik im Zwölffingerdarm. Üben Sie zusätzlich Druck auf den Reflex der Bauhinschen Klappe (Blinddarmklappe) aus, die den Nahrungstransport vom Dünndarm in den Dickdarm (siehe Seite 52) kontrolliert. Dieser Druck scheint die starken rhythmischen Muskelkontraktionen des Dickdarms zu stimulieren, so daß der Darminhalt weitergeschleust werden kann (der Darminhalt muß sich gegen die Schwerkraft bewegen). Die Bauhinsche Klappe verhindert den Rückfluß von Abfallstoffen in den Dünndarm, dadurch wird die volle Funktionsfähigkeit gesichert.

> **ERNÄHRUNGSHINWEISE**
>
> Brokkoli trägt dazu bei, die Nahrung schnell zu verdauen und dadurch den Verdauungsbereich gesund zu erhalten. Bananen enthalten viel Potassium, ein Mineral, das bei sportlichen Aktivitäten, bei denen man viel schwitzt, nützlich ist. Außerdem sind sie wichtig für den Aufbau und den Erhalt der Muskulatur und schützen vor Muskelkrämpfen. Orangen und Äpfel stimulieren ebenfalls die Darmtätigkeit und damit die Ausscheidung.

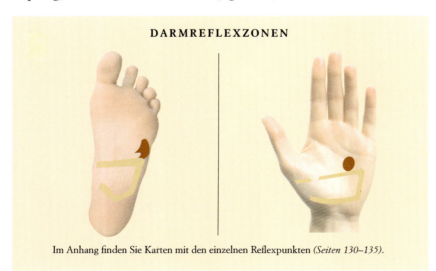

DARMREFLEXZONEN

Im Anhang finden Sie Karten mit den einzelnen Reflexpunkten *(Seiten 130–135)*.

BEHANDLUNG ALLGEMEINER BESCHWERDEN

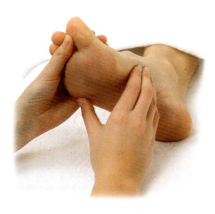

ZONE DER WIRBELSÄULE

DIESER PUNKT STEHT IN VERBINDUNG ZUM SYMPATHIKUS.

HILFT BEI KRÄMPFEN IM BAUCHRAUM.

BERUHIGT DIE NERVENSIGNALE AN DEN DARMWÄNDEN.

Drei Bereiche sollten besonders stimuliert werden:
1) Der Nebennierenpunkt unterstützt die Produktion von wirksamen entzündungshemmenden Stoffen, den Glukocorticoiden (darin enthalten ist Corticosteron und Hydrocortison oder Cortison). Außerdem regulieren die Nebennieren den Salz- und Wasserhaushalt und bremsen den Verlust wichtiger Salze im Körper (zum Beispiel Kalium) bei starkem Durchfall.
2) Eine Stimulierung der Wirbelsäulenzone beeinflußt den Sympathikus (siehe Seite 21). Dadurch beruhigen sich die Darmtätigkeit und die Übertragung der Nervensignale an die Darmwände.

3) Die Milz ist ein wichtiger Bereich für diese Störungen, denn sie reguliert Qualität und Quantität der Blutzirkulation. Nach der TCM ist sie verantwortlich für die Peristaltik der Gedärme. Sie hilft auch bei der Ausscheidung von Fremdkörpern aus dem Blutkreislauf.

HILFT BEI DURCHFALL.

UNTERSTÜTZT DIE VERDAUUNG.

MILZZONE

BAUCHRAUMZONEN

Am Ohr sind die folgenden Punkte wichtig:
1) An der Antihelix befindet sich der Punkt, der mit dem Sympathikus in Verbindung steht und bei Bauchkrämpfen wirksam ist.
2) Im oberen Teil der Koncha sitzt der Punkt für Schwellungen im Bauchraum.
Der letzte Punkt auf dem Lenkergefäß (LG-24 auf der Mittellinie der Unterlippe) hilft bei Verstopfung.

HINWEIS
Bei starken Schmerzen sollte sofort ein Arzt aufgesucht werden.

101

REFLEXZONENTHERAPIE

GALLENSTEINE (CALCULI)

Steine in der Gallenblase bilden sich durch ein Ungleichgewicht der physiologischen Körperfunktionen. Herrscht in der Gallenblase und den Gallenleitern keine Stabilität, wirkt sich das auf die Gallenproduktion aus. Die Gallenflüssigkeit sorgt für die Löslichkeit von Cholesterol; zuwenig Gallenflüssigkeit gilt als Hauptfaktor bei der Bildung von Gallensteinen, die sich aus Cholesterin, Gallenpigmenten und Kalziumsalzen zu einer harten Masse formen. Diese Steine können jahrelang kolikartige Schmerzen von unterschiedlicher Stärke verursachen. Wenn jedoch ein Stein in die Gallenröhre eintritt, kann er ernsthafte Störungen und qualvolle Schmerzen auslösen, die normalerweise kurz nach den Mahlzeiten auftreten. Gallensteine kann man durch Ultraschall zerstören.

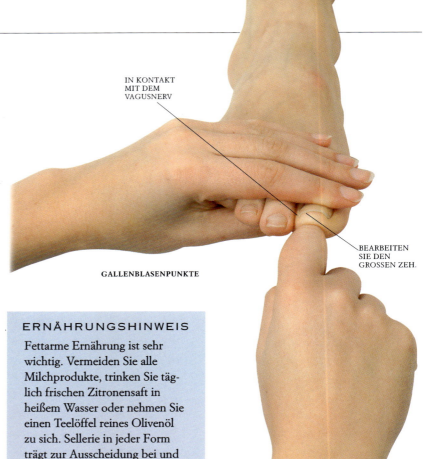

IN KONTAKT MIT DEM VAGUSNERV

GALLENBLASENPUNKTE

BEARBEITEN SIE DEN GROSSEN ZEH.

ERNÄHRUNGSHINWEIS

Fettarme Ernährung ist sehr wichtig. Vermeiden Sie alle Milchprodukte, trinken Sie täglich frischen Zitronensaft in heißem Wasser oder nehmen Sie einen Teelöffel reines Olivenöl zu sich. Sellerie in jeder Form trägt zur Ausscheidung bei und ist ein basisches Gemüse, das Übersäuerung entgegenwirkt. Löwenzahnblättertee ist ein uraltes Heilmittel zur Leberreinigung und Stimulierung der Gallenproduktion.

Arbeitsbereiche

Mit der Reflexzonentherapie können Sie die Körperfunktionen stabilisieren, wenn Sie den Leber- und Gallenpunkt direkt bearbeiten. Durch Behandlung am großen Zeh oder Daumen (und durch Ausstreichen der Rückseite der Ohren), beeinflussen Sie den Vagusnerv (siehe Seite 63). Dieser Nerv stimuliert Leber und Gallenblase und regt damit die Absonderung der Gallenflüssigkeit an.

LEBER- UND GALLENBLASENZONEN

Im Anhang finden Sie Karten mit den einzelnen Reflexpunkten *(Seiten 130–135).*

BEHANDLUNG ALLGEMEINER BESCHWERDEN

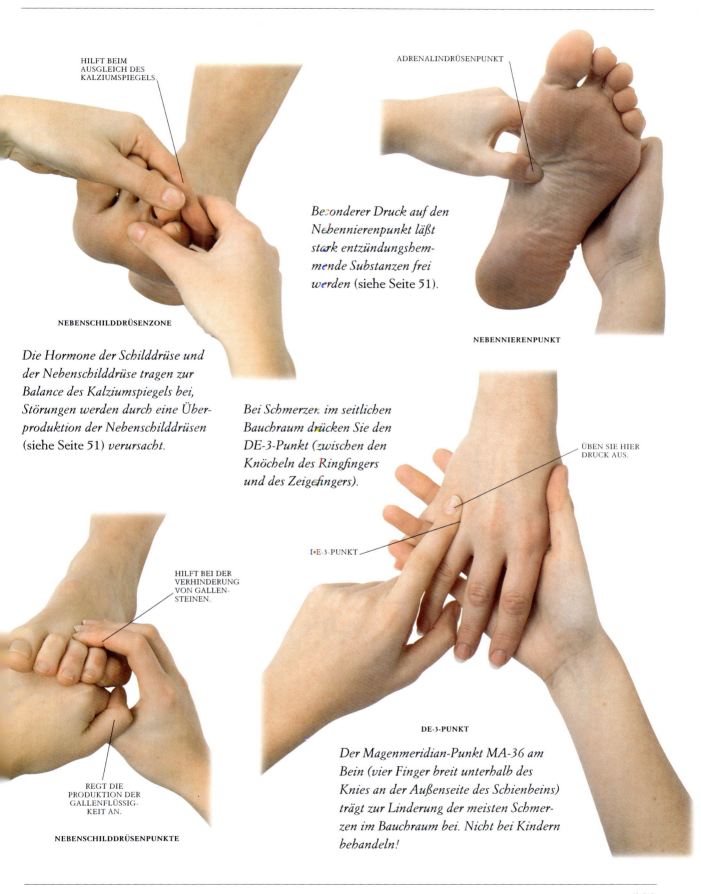

HILFT BEIM AUSGLEICH DES KALZIUMSPIEGELS.

NEBENSCHILDDRÜSENZONE

Die Hormone der Schilddrüse und der Nebenschilddrüse tragen zur Balance des Kalziumspiegels bei, Störungen werden durch eine Überproduktion der Nebenschilddrüsen (siehe Seite 51) verursacht.

ADRENALINDRÜSENPUNKT

Besonderer Druck auf den Nebennierenpunkt läßt stark entzündungshemmende Substanzen frei werden (siehe Seite 51).

NEBENNIERENPUNKT

Bei Schmerzen im seitlichen Bauchraum drücken Sie den DE-3-Punkt (zwischen den Knöcheln des Ringfingers und des Zeigefingers).

ÜBEN SIE HIER DRUCK AUS.

DE-3-PUNKT

HILFT BEI DER VERHINDERUNG VON GALLENSTEINEN.

REGT DIE PRODUKTION DER GALLENFLÜSSIGKEIT AN.

NEBENSCHILDDRÜSENPUNKTE

DE-3-PUNKT

Der Magenmeridian-Punkt MA-36 am Bein (vier Finger breit unterhalb des Knies an der Außenseite des Schienbeins) trägt zur Linderung der meisten Schmerzen im Bauchraum bei. Nicht bei Kindern behandeln!

103

Urogenitale Probleme

Zu den Blasenproblemen gehören Infektionen wie Cystitis und Candida, die oft durch Streß, Überbeanspruchung und Überaktivität verursacht werden. Bei kalter Witterung können sich die Beschwerden verschlimmern. Störungen im Beckenbereich sind unter anderem Blasen- und Nierenbeckentzündungen, Blähungen und Menstruationsbeschwerden bei Frauen. Prostatabeschwerden bei älteren Männern verursachen Symptome wie Inkontinenz und häufiges oder schmerzhaftes Wasserlassen.

BLASENPROBLEME

Blasenentzündungen treten häufiger bei Frauen als bei Männern auf. Ursache ist oft eine bakterielle Infektion, der eine Konstituionsschwäche vorausgeht. Häufiges Wasserlassen oder Inkontinenz kann durch Streß oder durch eine schwache Beckenbodenmuskulatur hervorgerufen werden, bei Frauen meist Folge einer Geburt, bei Männern einer gutartigen Vergrößerung der Prostata.

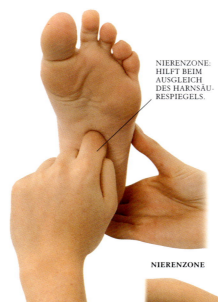

NIERENZONE: HILFT BEIM AUSGLEICH DES HARNSÄURESPIEGELS.

NIERENZONE

Arbeitsbereich

Zum Ausgleich des Harnsäuregehalts werden vor allem die Nieren- und Blasenzone behandelt. Bearbeiten Sie den ganzen Bereich, da sich die Infektion auf alle urogenitalen Organe einschließlich Nieren, Gebärmutter, Scheide und Dünndarm ausbreiten kann. Der Blasenpunkt ist dabei oft gerötet, erhöht und aufgedunsen. An der Blase befinden sich eine Menge Blut- und Lympfgefäße..

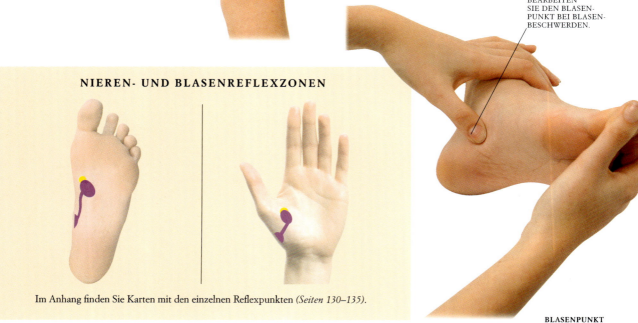

NIEREN- UND BLASENREFLEXZONEN

Im Anhang finden Sie Karten mit den einzelnen Reflexpunkten *(Seiten 130–135)*.

BEARBEITEN SIE DEN BLASENPUNKT BEI BLASENBESCHWERDEN.

BLASENPUNKT

ZONEN DER UNTEREN WIRBELSÄULE

Bearbeiten Sie diese Zonen zur Entspannung der Beckennerven.

Bei Entzündungen bearbeiten Sie den Nebennierenpunkt. Besonderer Druck oder Rotation dieses Reflexpunkts über die Dauer von etwa einer Minute hat einen unmittelbaren Effekt auf die entzündeten Bereiche.

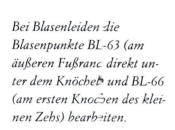

Bei Blasenleiden die Blasenpunkte BL-63 (am äußeren Fußrand direkt unter dem Knöchel) und BL-66 (am ersten Knochen des kleinen Zehs) bearbeiten.

Der Nierenmeridian-Punkt NI-2 (am Innenfuß direkt vor dem Knöchel) hilft bei Inkontinenz.

NI-2-PUNKT

HILFT BEI BLASENPROBLEMEN.

BL-66-PUNKT

VORSICHT
LI-4 während der Schwangerschaft nicht behandeln.

BL-66-PUNKT

Am Ohr behandeln Sie den Beckenpunkt im unteren dreieckigen Hohlraum und den Nierenpunkt an der Rückseite. Der Punkt im Winkel der oberen Koncha eignet sich ebenfalls bei Infektionen in diesem Bereich.

LU-10- UND LI-4-PUNKTS

LU-10-PUNKT – ÖFFNET DIE KANÄLE

LI-4

NI-2-PUNKT

ERNÄHRUNGSHINWEIS
Bei Cystitis sind Preiselbeeren, Blaubeeren und gekochte rote Bete wirksam gegen Bakterien, die sich an der Blasenwand festgesetzt haben. Versuchen Sie, Ihre Flüssigkeitszufuhr zu erhöhen, aber denken Sie daran, daß koffeinhaltige Getränke das Gewebe im urogenitalen Bereich reizen.

Bearbeiten Sie den Lungenpunkt LU-10 an den Händen (zwei Daumen breit unterhalb des Handgelenks auf dem Daumenballen) und den Dickdarmpunkt DI-4 (an der Haut zwischen Daumen und Zeigefinger), um die Kanäle zu öffnen.

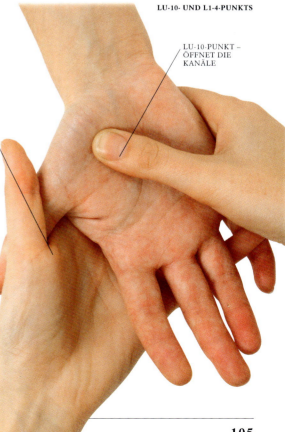

NIERENSTEINE (CALCULI)

Nierensteine entstehen durch ein Ungleichgewicht im Nierenbereich, denn die Nieren sind sehr anfällig für Streß. Das zeigt sich auch in einer Reduktion der Urinabsonderung. Nierensteine sind Kristalle aus Kalziumphosphat, Kalzium, Oxalat und Harnsäure. Sie können jahrelang existieren. Wenn jedoch ein Stein in einen Verbindungskanal gerät, entstehen ernsthafte Probleme und qualvolle Schmerzen - ein Fall für das Krankenhaus.

HINWEIS
Bei starken Schmerzen muß so schnell wie möglich ein Arzt aufgesucht werden.

Arbeitsbereiche
Die Hormone der Schilddrüse und Nebenschilddrüse tragen zum Ausgleich des Kalziumanteils bei. Eine Überaktivität der Nebenschilddrüse (siehe Endokrines System, Seiten 50-51) kann die Urache für eine Steinbildung sein. Bei einer Nierenentzündung bearbeiten Sie die Punkte der Schilddrüse und Nebenschilddrüse, um den Kalzium- und Phosphorspiegel auszugleichen. Das ganze urologische System muß gründlich bearbeitet werden. Suchen Sie einen professionellen Reflexzonentherapeuten auf.

ERNÄHRUNGSHINWEIS
Bei Nierensteinen sollten kalziumbildende Lebensmittel eingeschränkt werden. Vermeiden Sie zu viele Milchprodukte wie Käse und Milch, Sie können Ihren Kalziumbedarf auch mit frischem Blattgemüse decken. Es ist empfehlenswert, die Wasserzufuhr zu erhöhen, da zu wenig Flüssigkeit oft Ungleichgewicht auslöst. Falls Sie aktiv Sport treiben, vermeiden Sie ein Absinken des Flüssigkeitsspiegels, da sonst der Urin zu konzentriert wird. Versuchen Sie, täglich mindestens drei Liter Wasser zu trinken.

Apfel- und Preiselbeersaft und andere Preiselbeerprodukte sind empfehlenswert, denn sie sind von Natur aus säurehaltig und verhindern dadurch, daß sich die Kolibakterien an der Blasenwand festsetzen. Sellerie in jeder Form unterstützt die Ausscheidung. Bei Candida-Pilz vermeiden Sie Hefe und Zucker in der Nahrung. Lassen Sie sich von Ihrem Arzt eine Diät ausarbeiten.

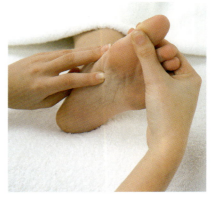

NEBENNIERENZONE

Zusätzlicher Druck auf den Nebennierenpunkt setzt stark entzündungshemmende Stoffe frei (siehe Seiten 50–51), die Stimulierung dieser Zone unterstützt auch den Filterungs- und Ausscheidungsvorgang. Die Bearbeitung der Zone am großen Zeh oder Daumen stimuliert die Hirnanhangdrüse und den Hypothalamus zur Unterstützung einer ausgeglichenen Filterung innerhalb der zahlreichen Blutgefäße (Kapillaren) in den Nieren.

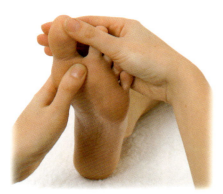

SCHILDDRÜSENZONE

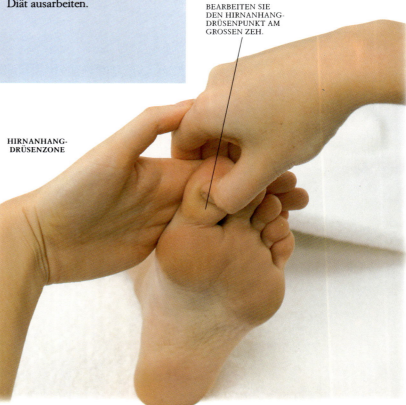

HIRNANHANG-DRÜSENZONE

BEARBEITEN SIE DEN HIRNANHANG-DRÜSENPUNKT AM GROSSEN ZEH.

BEHANDLUNG ALLGEMEINER BESCHWERDEN

ZONE DER UNTEREN LYMPHWEGE

HINWEIS
MI-6 soll in der Schwangerschaft nicht behandelt werden.

CANDIDA

Vaginaler Ausfluß tritt häufig auf und wird zumeist durch den Pilz Candida Albicans, der in der Scheide wächst, verursacht.

Arbeitsbereich

Bei Frauen und Männern bearbeiten Sie den Bereich der unteren Lymphwege, die Milz und den Verdauungsbereich.

Am Unterschenkel sitzt der Milzpunkt MI-6 (vier Finger breit oberhalb der Innenseite des Fußknöchels direkt hinter dem Schienbein); er ist hilfreich bei Bauchbeschwerden.

Der Ohrenpunkt in der Falte am Ansatz der Koncha-Höhle ist wegen seiner entzündungshemmenden Wirkung günstig.

PROBLEME IM GENITAL- UND BECKENBEREICH

Zu den häufigen Beschwerden im Beckenbereich gehören unter anderem Entzündungen und Flüssigkeitsansammlungen (Ödeme). Letztere sind bei Frauen vor der Menstruation häufig und hängen oft mit Lebensmittelunverträglichkeit (besonders Weizenprodukte) zusammen, starke Schwellungen können aber auch ein Anzeichen für eine entstehende Nierenstörung sein und sollten deshalb immer ärztlich untersucht werden.

Arbeitsbereich

Bearbeiten Sie den Nierenreflexbereich zur Ausscheidung von Flüssigkeitsansammlungen.
Bei Entzündungen ist der Nebennierenpunkt wegen seiner entzündungshemmenden Wirkung gut geeignet.

Am Unterschenkel sitzt der Milzpunkt MI-5 (in der Vertiefung vor der Innenseite des Fußknöchels), bei Schwellung im Bauchbereich eignet sich MI-6 (vier fingerbreit über dem Schienbein).

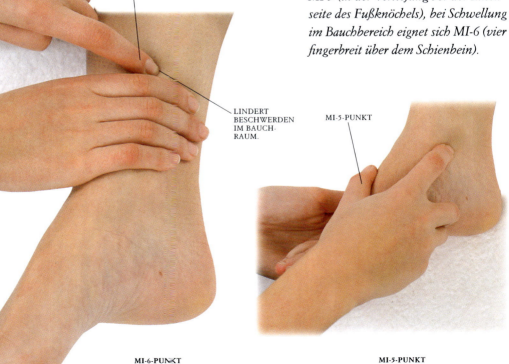

MI-6-PUNKT

LINDERT BESCHWERDEN IM BAUCHRAUM.

MI-6-PUNKT

MI-5-PUNKT

MI-5-PUNKT

107

REFLEXZONENTHERAPIE

Herz und Kreislauf

Bluthochdruck (Hypertension) ist ein erhöhter Druck in den Arterien, Hypotension dagegen ein abnorm niedriger Druck. Es gibt auch Krankheiten, die das Herz selbst betreffen: Degeneration des Herzmuskels in fortgeschrittenem Alter, rheumatisches Fieber, die Verhärtung (Arteriosklerose) oder Ausbuchtung einer Arterie, Angina pectoris und Herzrhythmusstörungen. Risikofaktoren für Herzerkrankungen sind außer genetischen Fehlern Rauchen, falsche Ernährung und Bewegungsmangel. Bei schweren Komplikationen ist eine medizinische Behandlung unerläßlich. Reflexzonentherapie kann vorbeugend auf den Kreislauf wirken.

HERZERKRANKUNGEN

Erkrankungen der Herzkranzgefäße gehören zu den häufigsten altersunabhängigen Todesursachen in den Industrienationen. Sie werden durch eine Anhäufung von Fettablagerungen in den Arterien verursacht, die den Herzmuskel mit Blut versorgen. Selbstverschuldete Ursachen sind meist falsche Ernährung, Bewegungsmangel, Rauchen, Streß und Übergewicht.

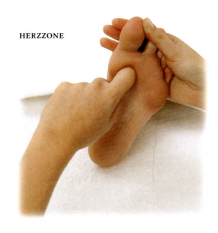

HERZZONE

Arbeitsbereich

Bearbeiten Sie den großen Zeh, um den Kreislauf und den ganzen Herzzyklus anzuregen. Der Leberbereich an der Fußsohle oder an der Handfläche eignet sich zur Stimulierung einer ausgleichenden Hormonproduktion von Niere und Nebenniere zur Senkung des Blutdrucks. Für Herzprobleme bearbeiten Sie die Herzreflexzone.

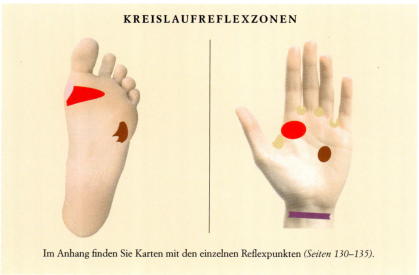

KREISLAUFREFLEXZONEN

Im Anhang finden Sie Karten mit den einzelnen Reflexpunkten *(Seiten 130–135)*.

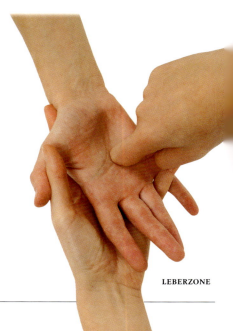

LEBERZONE

108

BEHANDLUNG ALLGEMEINER BESCHWERDEN

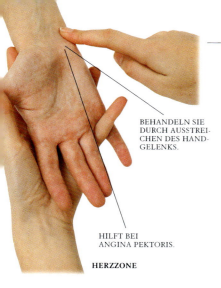

BEHANDELN SIE DURCH AUSSTREICHEN DES HANDGELENKS.

HILFT BEI ANGINA PEKTORIS.

HERZZONE

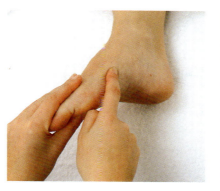

MI-4-PUNKT

ERNÄHRUNGSHINWEIS

Bei Bluthochdruck wird Knoblauch empfohlen. Lebertran eignet sich bei Herzrhythmusstörungen und verdünnt das Blut; damit senkt er das Risiko von Blutgerinnseln. Andere Öle (wie zum Beispiel pflanzliche Öle) erhöhen die »Klebefähigkeit« des Blutes und damit die Tendenz zur Bildung von Gerinnseln.

Zur Behandlung von Angina pektoris und bei abnormem Anstieg des Herzschlags streichen Sie den Handgelenkbereich unterhalb des kleinen Fingers über den Falten aus, dann drücken Sie auf die innere Handwurzel zwischen den Sehnen, etwa eine Handflächenbreite oberhalb am Arm. Hilfreich sind auch folgende Punkte:
1) Der Lungenpunkt LU-9 (an der Daumenseite des Handgelenks) stärkt die Blutgefäße.
2) Der Perikardpunkt PE-4 (eine Hand breit über dem Handgelenk am inneren Unterarm) reguliert und stärkt den Herzschlag. PE-9 (an der Spitze des Mittelfingers) eignet sich zur Behandlung von Aneurysmus (Ausbuchtung der Herzarterien).
3) Der Herz-Meridian sollte von HE-9 (an der Innenseite der Spitze des kleinen Fingers) bis HE-4 (direkt über dem Handgelenk) bearbeitet werden.

Der erste Nierenpunkt an der Fußsohle NI-1 (in der Mittelfalte des Fußballens) ist ein wichtiger Punkt bei Hypertension, außerdem wirkt er sehr beruhigend. Der Milzpunkt MI-4 (am Fersenende am ersten unteren Fußknochen) unterstützt die Milz, die nach der TCM-Theorie das Organ ist, das am engsten mit dem Blut in Verbindung steht. MI-4 eignet sich besonders gut zur Linderung von Entzündungen im Herzbereich.

Der Ohrenpunkt im oberen Dreieck der Höhle (Fossa) senkt den Blutdruck. Der Punkt in der Mitte der oberen Koncha eignet sich bei allen Kreislaufstörungen. In der Mitte des Ohrs (an der Vorder- und Rückseite) steht eine Stelle in direkter Verbindung zum Vagusnerv (siehe Seite 63), die den Puls senkt.

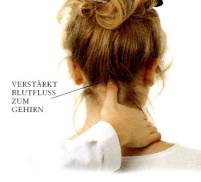

VERSTÄRKT BLUTFLUSS ZUM GEHIRN

LG-16-PUNKT

Am Hinterkopf zu beiden Seiten über dem oben genannten Punkt sitzen die Fengchi-Punkte (GB-20). Sie helfen bei der Senkung des Blutdrucks sowie bei Kopf- und Nackenproblemen.

PE-4-PUNKT

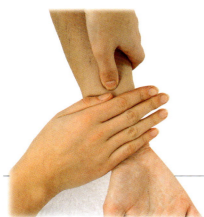

GUT GEEIGNET BEI KREISLAUFPROBLEMEN.

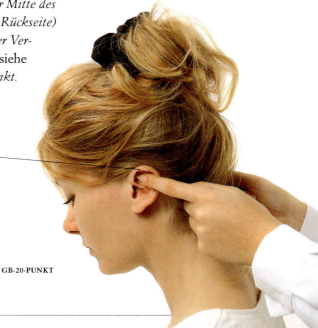

GB-20-PUNKT

Allergien, Ekzeme und andere Hautprobleme

Der Körper kann sehr heftig auf eine Reihe von Substanzen in der Umwelt reagieren, unter anderem auf bestimmte Lebensmittel, Pollen oder Gräser, Staub und Chemikalien. Allergien lösen körperliche Reaktionen wie Entzündungen, Schwellungen oder Schleimhautreizungen zum Beispiel an Augen, Ohren oder Nase (Heuschnupfen) aus. In einer Abwehrreaktion produziert der Körper zuviel Schleim, wodurch innere Verbindungskanäle blockiert werden. Auch Durchfall kann die Folge einer Allergie sein.

EKZEME UND ANDERE HAUTPROBLEME

Es ist unmöglich, alle Hautprobleme zu beschreiben. Wir möchten diese Beschwerden hier auch nicht diagnostizieren, sondern zeigen, wie durch einen entspannten Allgemeinzustand auch schwere chronische Hautprobleme gelindert werden können. Bei akuten Ekzemen (wenn die Haut von stark geröteten kleinen Bläschen oder Schorf bedeckt ist) kann eine Behandlung der Handreflexzonen sehr wirkungsvoll sein und die Hauterneuerung schnell stimulieren. An allen Fußreflexzonen kann auch ein Wassersprüher zur Anregung eingesetzt werden. Arbeiten Sie jedoch vorsichtig, denn zu viel Druck kann Unbehagen auslösen und die Haut zusätzlich reizen.

Mögliche Streßursachen sollten immer berücksichtigt werden, da vielen Menschen nicht bewußt ist, daß eine Erkrankung der Haut oft ein Anzeichen von Allergien ist oder eine Reaktion auf starken Druck und Belastungen im Alltag darstellt.

HAUTZONEN

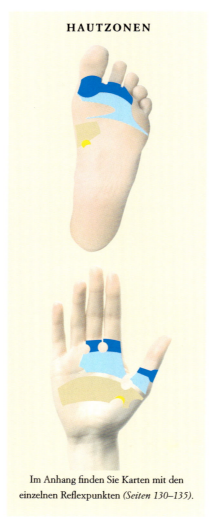

Im Anhang finden Sie Karten mit den einzelnen Reflexpunkten *(Seiten 130–135)*.

Arbeitsbereiche
Bearbeiten Sie den linken Leberbereich. Nach der TCM hat diese Stelle eine regulierende Funktion.

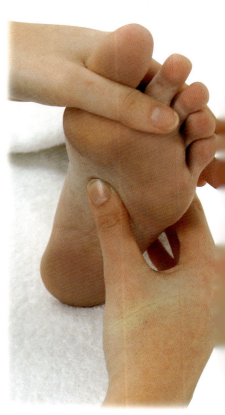

LEBERZONE

BEHANDLUNG ALLGEMEINER BESCHWERDEN

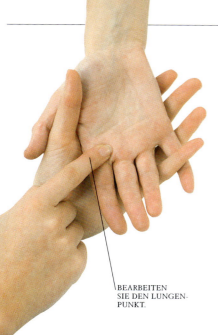

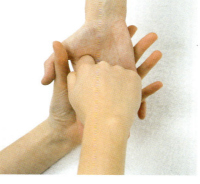

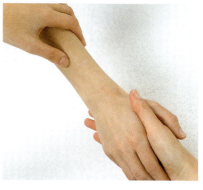

BEARBEITEN SIE DEN LUNGEN-PUNKT.

LUNGENRZONE

Bearbeiten Sie den Lungenreflexbereich an beiden Händen oder Füßen. An den Händen sitzt er an den Ballen in der Handfläche unter den Fingern, an den Füßen ist es der Fußballen.

ADRENALINDRÜSENPUNKT

Bearbeiten Sie auch die Nebennierenpunkte. Die Nebennierenzone befindet sich in der Hand am Hautansatz zwischen Daumen und Zeigefinger auf der Handinnenseite. An den Füßen liegt er im oberen Spann am Innenrand. Bearbeiten Sie einen der beiden Punkte einige Minuten lang.

DE-6-PUNKT

Am Arm ist ein Punkt am Dreifacherwärmer-Meridian DE-6 (in der Mitte an der Rückseite des Unterarms, vier daumenbreit oberhalb des Handgelenks), der sich gut bei allen Hauterkrankungen und Ekzemen eignet.

NEBENNIERENPUNKT

BERUHIGT ANHALTENDEN JUCKREIZ.

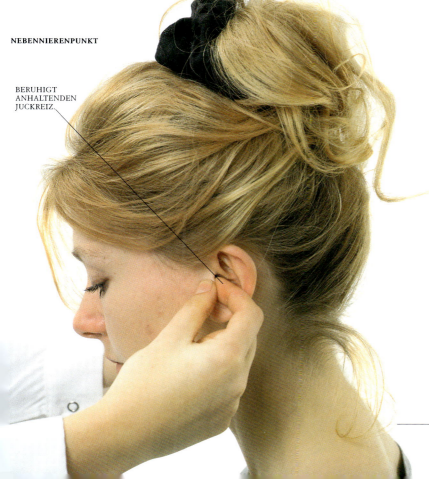

LINDERT ENTZÜNDUNGEN.

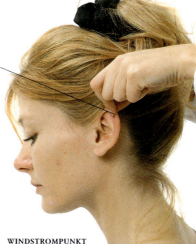

WINDSTROMPUNKT

Am Ohr befinden sich zwei nützliche Punkte:
1) An der äußeren Spitze des Ohrs hilft der Windstrompunkt bei allen Allergien und Hautreizungen.
2) Der Punkt an der Vorderseite des hervortretenden Knorpels stimuliert die Produktion von entzündungshemmenden Stoffen durch die Nebenniere.

111

ALLERGIEN

Allergien treten sehr häufig auf. Sie sind eine Überreaktion des Immunsystems auf meist harmlose Stoffe, die als Allergene bezeichnet werden. Diese Allergene sind unter anderem Pollen, Hausstaubmilben, Tierhaar und bestimmte Lebensmittel. Allergische Symptome sind zum Beispiel Niesen, Kopfschmerzen, laufende Nase, jukkende Augen und Ausschläge.

Arbeitsbereich

Bei allen Allergien sollte die Nebenniere stimuliert werden, denn sie produziert den natürlichen entzündungshemmenden Wirkstoff Cortison. Der Nebennierenpunkt befindet sich an der Handinnenfläche zwischen Daumen und Zeigefinger. An den Füßen liegt er am Innenrand der oberen Fußwölbung. Bearbeiten Sie einen dieser Punkte einige Minuten lang.

ERNÄHRUNGSHINWEIS

Alle schleimbildenden Nahrungsmittel sollten eingeschränkt werden. Essen Sie viel Vollwertprodukte und Gemüse und nur wenig Fisch oder Fleisch. Zucker sollte ganz gemieden werden, denn er trägt zu Hautpilzwachstum bei. Stimulierende Getränke wie Kaffee, schwarzer Tee und Alkohol sollten ebenfalls reduziert werden, es empfiehlt sich aber, täglich mindestens zwei Liter Wasser zu trinken. Auch Löwenzahnblättertee ist äußerst wohltuend, denn er reinigt die Leber, die bei allen Belastungen durch Giftstoffe wie bei Ekzemen und Nesselsucht eine besonders wichtige Aufgabe hat.

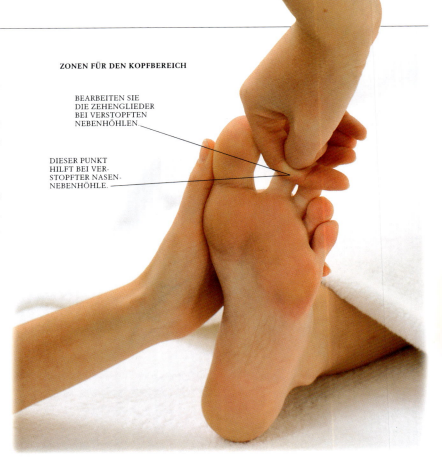

ZONEN FÜR DEN KOPFBEREICH

BEARBEITEN SIE DIE ZEHENGLIEDER BEI VERSTOPFTEN NEBENHÖHLEN.

DIESER PUNKT HILFT BEI VERSTOPFTER NASENNEBENHÖHLE.

Bei Symptomen am Kopf bearbeiten Sie die Glieder der Zehen und Finger. Dieser Bereich steht in Verbindung zu den Nebenhöhlen, den Ohren und den Augen. Die Behandlung dient vor allem dem Ausgleich von übermäßiger Schleimproduktion und dem Abbau von Schleimhautschwellungen. Außerdem wirkt sie beruhigend auf das Gehirn und damit auf Reizhusten.

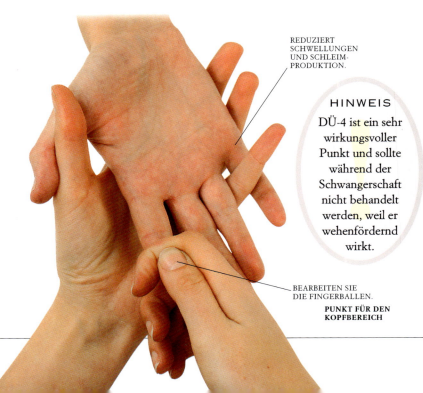

REDUZIERT SCHWELLUNGEN UND SCHLEIMPRODUKTION.

HINWEIS

DÜ-4 ist ein sehr wirkungsvoller Punkt und sollte während der Schwangerschaft nicht behandelt werden, weil er wehenfördernd wirkt.

BEARBEITEN SIE DIE FINGERBALLEN.

PUNKT FÜR DEN KOPFBEREICH

BEHANDLUNG ALLGEMEINEN BESCHWERDEN

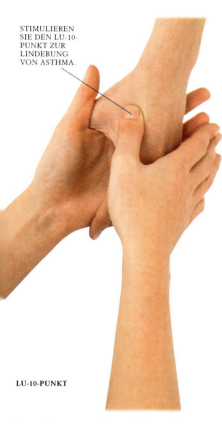

STIMULIEREN SIE DEN LU-10-PUNKT ZUR LINDERUNG VON ASTHMA.

LU-10-PUNKT

Am Ohr kann der Punkt an dem hervortretenden Knorpel über dem Ohrläppchen Entzündungen lindern. Der Windstrompunkt (in der scaphoiden Fossa) eignet sich besonders zur Behandlung von Allergien. Der Ohren-Shenmen (in der dreieckigen Fossa Höhle) ist ebenfalls nützlich. Der Nebennierenreflexpunkt befindet sich am vorderen Knorpelvorsprung des Ohrs.

Im Gesicht ist der Punkt am Dickdarm-Meridian DI-20 (an beiden Nasenflügeln) hilfreich bei allergischer Rhinitis (Nasenschleimhautentzündung).

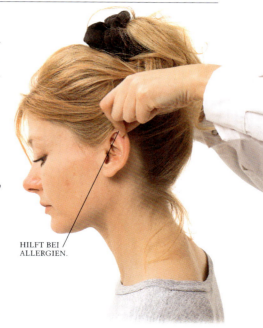

HILFT BEI ALLERGIEN.

WINDSTROM

Der LU-10-Punkt ist hilfreich bei Asthma zur Lockerung von Schleim.

An der Hand sind zwei Punkte zur Schmerzlinderung geeignet:
1) Der Punkt am Dickdarmmeridian DI-4 (am Handrücken zwischen Daumen und Zeigefinger, siehe Seite 91) verschafft sofort Linderung und verhindert die übermäßige Schwellung vieler Blutgefäße. Oft verschwindet dann die Rötung an diesem Punkt. Er ist auch nützlich bei Ohren- und Augenbeschwerden und lindert Heuschnupfen.
2) Bei allergischen Hautreaktionen bearbeiten Sie den Punkt am Dreifacherwärmer-Meridian DE-6 (vier Finger breit über dem Handgelenk auf der Rückseite des Unterarms).

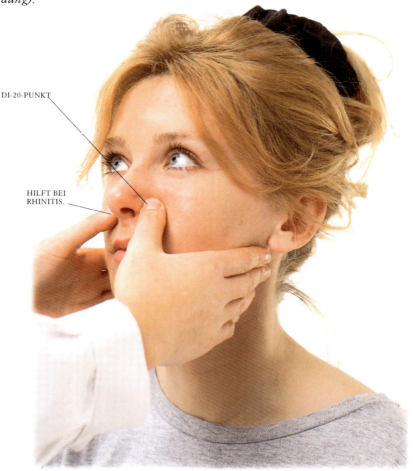

DI-20-PUNKT

HILFT BEI RHINITIS.

DI-20-PUNKT

113

Spezielle Problembereiche

Von der Zahnung des Babys über die Akne in der Pubertät und urogenitale Probleme bis zu altersbedingten Schmerzen – in allen diesen Fällen bietet die Reflexzonentherapie Linderung.

Viele Erkrankungen bei jungen und alten Menschen werden durch falsche Ernährung verursacht. Lebensmittelallergien bei jungen Menschen treten erschreckend häufig auf. Inzwischen ist bekannt, daß sie oft durch falsche Ernährung verursacht werden, daß sich aber auch viele Zusatz- und Farbstoffe in der Nahrung negativ auf das Verhalten von Kindern auswirken. Eine bekannte Reaktion auf diese Stoffe ist die Hyperaktivität, in schlimmeren Fällen kommt es bei Kindern auch zu Lernschwierigkeiten und emotionalen Schwankungen, die ein Leben lang anhalten können. Allergene können mutieren und in sehr unterschiedlichen Formen auftreten. Sie können Allergien und Lebensmittelunverträglichkeiten hervorrufen, die einerseits zu unangenehmen, aber vorübergehenden Problemen wie Durchfall und Verstopfung, aber auch zu ernsthaften und abnormen Reaktionen wie einer schockartigen (anaphylaktischen) allergischen Reaktion oder zu chronischer Lebensmittelvergiftung führen können.

Viele Menschen schenken ihrem Körper erst dann Aufmerksamkeit, wenn Krankheiten oder Beschwerden auftreten. Wenn wir unseren Körper aber bewußt betrachten, erkennen wir, daß er ein wahres Wunderwerk ist, das mit Sorgfalt und Respekt behandelt werden sollte. Geschwüre und Bluthochdruck sind genetisch bedingt oder werden durch falsche Lebensweise verursacht, diese Störungen entwickeln sich nicht einfach so wie eine einfache Erkältung. Aber auch ein Schnupfen oder Husten tritt eher dann auf, wenn wir erschöpft sind oder unter Ängsten und Streß leiden.

Unser tägliches Leben ist von vielen Gesundheitsrisiken bedroht, die das Immunsystem schwächen können. Die Reflexzonentherapie unterstützt das Immunsystem und stärkt die Kreislauf- und Herztätigkeit und sorgt für ein besseres Funktionieren aller Organe. Von Jugend an praktizierte Reflexzonentherapie schärft unser Bewußtsein für ein gesundes Leben.

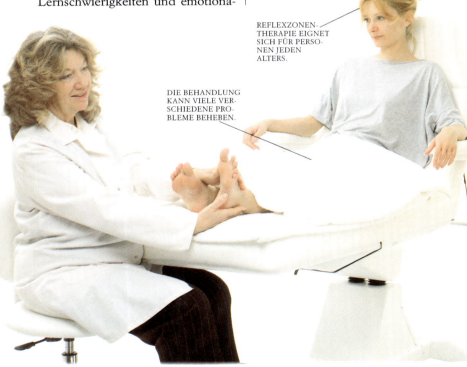

REFLEXZONENTHERAPIE EIGNET SICH FÜR PERSONEN JEDEN ALTERS.

DIE BEHANDLUNG KANN VIELE VERSCHIEDENE PROBLEME BEHEBEN.

Störungen im Menstruationszyklus können durch die Reflexzonentherapie behoben werden.

Kinderkrankheiten

Eine sanfte Behandlung aller Fußreflexzonen stärkt das Immunsystem von Kindern und schützt vor Erkältungen, Husten und vielen anderen kleinen, aber störenden Beschwerden. Eine Rundumbehandlung kann erhöhte Temperatur reduzieren, beruhigen und Schlafstörungen, Unmut und Gefühlsschwankungen ausgleichen. Schon Säuglinge reagieren unbewußt auf Berührung. Die kleinen Finger und Zehen greifen nach Ihrem Finger, während Sie sanften Druck ausüben. Die Bearbeitung der Hände und Füße kann Kindern ein sicheres Gefühl von Geborgenheit geben.

KLEINE KINDER

Sanftes Streichen von Fingern und Zehen stimuliert alle Bereiche im Kopf. Der Ansatz der großen Zehen eignet sich bei Verdauungsstörungen und zur Besänftigung eines ängstlichen und unglücklichen Kindes. Durch sanftes Streichen und Rotieren aller Finger und Zehen werden alle 10 Zonen und 12 Meridiane einbezogen. Eine achtsame Behandlung der Hände und Füße durch liebevolle und federleichte Berührungen hat eine beruhigende Wirkung auf den ganzen Körper. Auch bei Ärger oder einer leicht erhöhten

Temperatur trägt dies schnell zu einer Verbesserung des Zustands bei.

Koliken bei Säuglingen sind sowohl für das Baby wie auch für die Eltern qualvoll, da sie dem schreienden Kind nicht helfen können und sich hilflos fühlen. Wenn Sie vor dem Füttern einige Minuten Hände und Füße streichen, können Sie viele Koliken verhindern.

Bei vielen Kinderkrankheiten wirkt die Berührung der Reflexzonentherapie sehr heilsam.

ERNÄHRUNGSHINWEIS

Gute Ernährung ist sehr wichtig, denn gerade in den ersten Jahren können durch falsche Ernährung Krankheiten entstehen. Lebensmittel, die in versteckter Form viel Zucker enthalten oder vorbehandelt sind, führen oft zu Verstopfung. Milch kann ebenfalls ein auslösender Faktor bei Atmungs- und Nebenhöhlenbeschwerden sein.
Die Ernährung sollte viele faserreiche Stoffe und Obst enthalten. Kinder sollten vorbehandelte Lebensmittel möglichst meiden und viel Flüssigkeit trinken, mindestens sechs Gläser Wasser täglich. Zur erhöhten Abwehr von Virusinfektionen eignen sich vitamin-C-reiche Lebensmittel.

VORSICHT

Üben Sie nur sanften Druck aus. Pressen Sie nicht so stark wie bei erwachsenen Patienten.

REFLEXZONENTHERAPIE

SCHULKINDER

Wenn die Kinder etwas älter sind, können alle üblichen Beschwerden mit einer sanften Rundumbehandlung gelindert werden. Sie wirkt hilfreich bei Unmut und Ärger und kann erhöhte Temperatur senken. Bearbeiten Sie die Reflexzonen für das jeweilige Problem und stimulieren Sie auch die Muskulatur, was wiederum anregend auf den Lymphkreislauf wirkt *(siehe Seite 60–61)*. Die richtige Arbeit der Schilddrüsen ist äußerst wichtig, da die von ihr produzierten Hormone entscheidend zu einer normalen geistigen und körperlichen Entwicklung beitragen. Störungen in diesem Bereich zeigen sich an Haaren, Haut und Finger- und Zehennägeln.

Eine regelmäßige Reflexzonenbehandlung unterstützt auch die geistige Entwicklung des Kindes und vermittelt durch den kontinuierlichen Körperkontakt ein starkes Gefühl der Geborgenheit. Kinder durchleben vor allem in den ersten Schuljahren oft besonders traumatische Gefühle, die auch zu gesundheitlichen Störungen führen können. Verstopfung ist zum Beispiel ein sehr häufiges Problem, das oft Schmerzen durch harten Stuhlgang verursacht. Die Reflexzonentherapie kann dazu beitragen, die Streßbelastung in solchen Situationen abzubauen.

Eine tägliche Behandlung der Hände hilft bei den meisten normalen Beschwerden.

PUBERTÄT

Die Pubertät und die Teenagerzeit können weitere Probleme bringen, da sich der Hormonspiegel dramatisch verändert und viele Kinder sehr unter dem Wechsel von der Kindheit ins Erwachsenenalter leiden. Besonders in dieser Zeit fühlen sich die Jugendlichen oft von den Eltern unverstanden, was manchmal große Distanz schafft, da auch Küssen und Schmusen mit den Eltern als Kleinkinderverhalten abgewertet wird. Reflexzonentherapie kann den körperlichen Kontakt zwischen Eltern und Kindern wiederherstellen.

Akne ist ein weit verbereitetes Problem in der Pubertät. Ursache ist meist eine gestörte Talgdrüsentätigkeit aufgrund hormoneller Veränderungen. Die Reflexzonentherapie trägt durch Stimulieren von Hirnanhang- und Schilddrüse zum Ausgleich des Hormonhaushalts bei.

HINWEIS
Suchen Sie sofort einen Arzt auf, wenn bei einem Kind außergewöhnliche Schmerzen oder abnorme Beschwerden auftreten. Bei Kleinkindern sollte ebenfalls vor jeder Reflexzonenbehandlung ein Arzt konsultiert werden, wenn Unklarheit über die Ursache der Störung besteht.

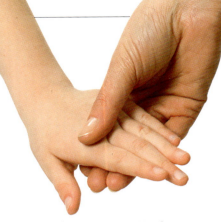

Kinder mögen es, an Händen oder Füßen berührt zu werden.

Arbeitsbereiche

Bearbeiten Sie die Reflexzonen entsprechend der jeweiligen Störung. Die Bearbeitung des Zwerchfellbereichs entspannt die Atmung bei Infektionen. Der zervikale Punkt seitlich am großen Zeh oder an der Hand direkt unter dem Daumenbett lockert Verspannungen des Nackens.
Eine Stimulierung der Rückseite des Ohrs aktiviert den Vagusnerv (siehe Seite 63); da dieser Nerv das Atmungssystem versorgt, beruhigt sich damit auch die Atmung.

ZWERCHFELL-PUNKT

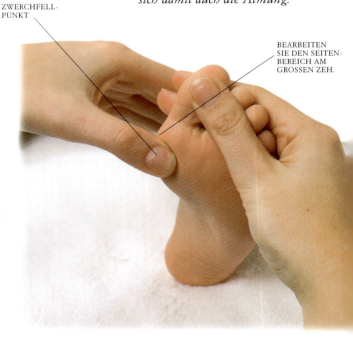

BEARBEITEN SIE DEN SEITENBEREICH AM GROSSEN ZEH.

ZWERCHFELLPUNKT

Bei erhöhter Temperatur sollte der Hypothalamus-/Hirnanhangdrüsen-Punkt am großen Zeh bearbeitet werden. Dieser Punkt kontrolliert die autonomen Funktionen und die Regulierung der Körpertemperatur, eine sanfte Rotation dort kann fiebersenkend wirken.

Der zweite Milzmeridian-Punkt MI-2 am Fuß (fast direkt an der Wurzel des großen Zehs) wirkt beruhigend.

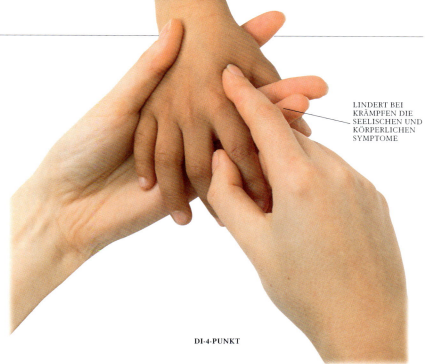

LINDERT BEI KRÄMPFEN DIE SEELISCHEN UND KÖRPERLICHEN SYMPTOME

DI-4-PUNKT

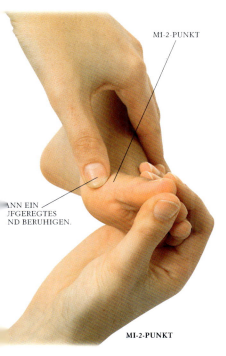

MI-2-PUNKT

ANN EIN
JFGEREGTES
ND BERUHIGEN.

MI-2-PUNKT

Berühren Sie den Schilddrüsenpunkt nur ganz sanft, denn er muß meist beruhigt werden. Zwischen der Schilddrüse, dem Nervensystem und der Geschwindigkeit des Stoffwechselvorgangs besteht eine komplexe Verbindung (siehe Seiten 50–51). Ein Ungleichgewicht in der Schilddrüsenfunktion wirkt sich auch auf den Zustand der Haare, der Haut und der Nägel aus.

Bei Krämpfen eignet sich der Dickdarmpunkt DI-4 an der Hand (zwischen Daumen und Zeigefinger) und der Leberpunkt LE-2 am Fuß (zwischen großem und zweitem Zeh), siehe Seite 118. Auch der Leberpunkt LE-4 (am tiefsten Punkt zwischen den beiden Zehen) dient der Beruhigung. Der erste Nierenpunkt NI-1 (in der Vertiefung hinter dem Fußballen oder am kleinen Zeh, wo der Meridian beginnt) ist ein wirksamer Punkt zur Harmonisierung bei Unruhe und Unmut.

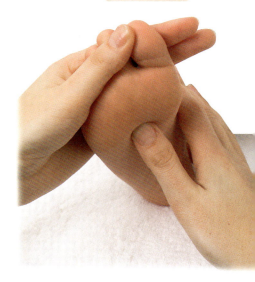

NI-4-PUNKT

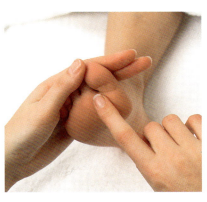

BEHANDLUNGSPUNKT BEI KRÄMPFEN

Die Bearbeitung des Thymuspunkts unterstützt alle Immunreaktionen, dabei rotieren Sie sanft beide Hände und Füße vom Nackenpunkt aus nach unten zur Zwerchfellinie. Wenn das Kind älter ist, kann dieser Bereich bei Infektionen mehrmals täglich behandelt werden. Der Thymusbereich ist ebenfalls hilfreich zur Besänftigung von kleinen Kindern. Bitte bei Babys nur ganz leichte und sanfte Streichelbewegungen durchführen.

117

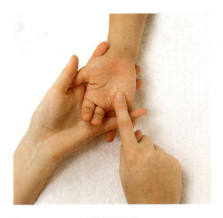

HE-8-PUNKT

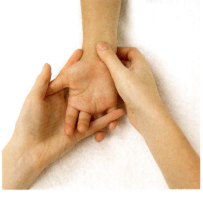

PE-6-PUNKT

ZAHNUNGSPROBLEME

Bei Zahnungsproblemen bearbeiten Sie den Magenmeridianpunkt MA-44 am zweiten Zeh (an der Fußspitze zwischen dem zweiten und dritten Zeh).

SCHLAFSTÖRUNGEN

Bei Alpträumen oder Schlafstörungen bearbeiten Sie die Handfläche, um den Herzmeridian-Punkt HE-8 (auf einer Linie mit der Haut am Daumenansatz zwischen Zeige- und Mittelfinger) zu stimulieren.

VERDAUUNGSSTÖRUNGEN

Die Behandlung des Perikardpunkts PE-6 (in der Handfläche, zwei Daumen breit oberhalb des Handgelenks) bei leichten Verdauungsstörungen stabilisiert die Leberfunktion und hilft bei Bauchschmerzen.

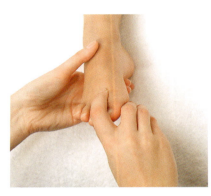

MA-44-PUNKT

MA 45 (am Nagelbettansatz des zweiten Zehs) eignet sich ebenfalls gut für Zahnungsschmerzen.

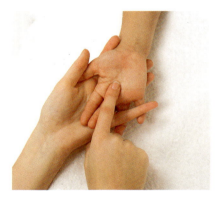

PE-8-PUNKT

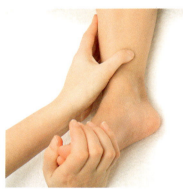

MI-6-PUNKT

Der Perikardpunkt PE-8 (auf gleicher Höhe wie HE-8 unter dem Ringfinger und kleinen Finger) hilft ebenfalls bei Alpträumen. Beide Punkte wirken beruhigend und eignen sich auch zur Behandlung von erhöhter Temperatur.

UNTERLEIBSSCHMERZEN

Bei größeren Kindern kann der Milzmeridian-Punkt MI-6 (vier Finger breit über dem inneren Fußknöchel) zur Linderung von Bauchschmerzen bearbeitet werden.

LE-2 BEI SCHLAFLOSIGKEIT UND ZAHNSCHMERZEN

LE-2-BERUHIGUNGSPUNKT

LE-2-PUNKT

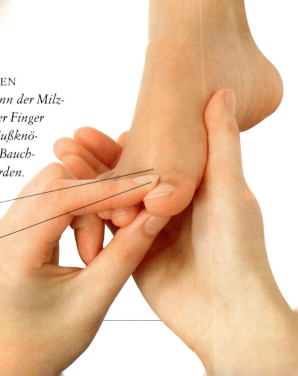

SPEZIELLE PROBLEMBEREICHE

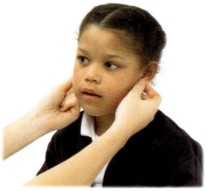

ZAHNZOHNE

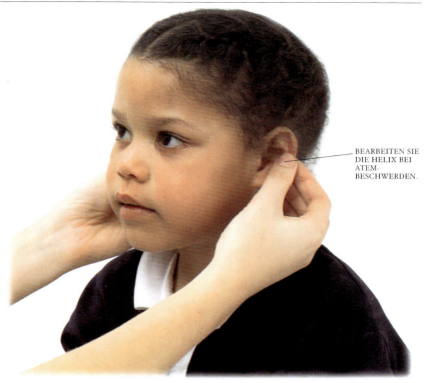

BEARBEITEN SIE DIE HELIX BEI ATEMBESCHWERDEN.

ATMUNGSZONE

MEDIALER RAND
Am medialen Rand des Ohrs sitzt ein weiterer Punkt, der durch sanften Druck Zahnschmerzen und andere Schmerzen im Gesichtsbereich lindert. Vielleicht ist das der Grund, warum kleine Kinder beim Zahnen an ihren Ohren ziehen.

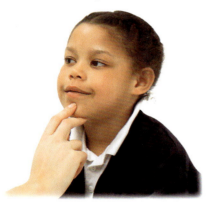

PUNKT BEI VERSTOPFUNG

VERSTOPFUNG
Wenn ein Kind unter Verstopfung leidet, so drücken Sie leicht auf die obere Kinnhälfte unter der Unterlippe.

ATEMBESCHWERDEN
Bei Atembeschwerden bearbeiten Sie den gekrümmten fleischigen Außenrand des Ohrs. Das hilft auch bei Fieber und Muskelentzündung, für letztere auch der Magenmeridian-Punkt MA-45.

HAUTPROBLEME
Bei Hautausschlägen drücken Sie an den Händen sanft auf den Dreifacherwärmerpunkt DE-6 (vier Finger breit oberhalb des Handgelenks an der Außenseite des Oberarms).

DE-6-PUNKT

Schlagen Sie dazu auch in dem Kapitel über Atmungsprobleme (Seiten 94–97), Blasenbeschwerden (Seite 104) und Ohrenerkrankungen (Seite 82) nach.

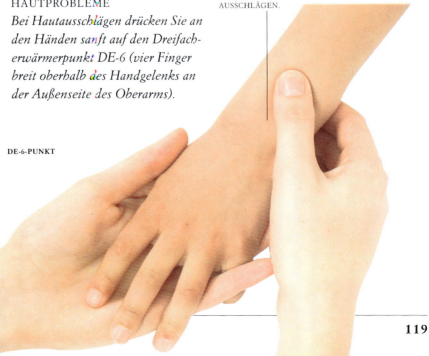

DE-6 EIGNET SICH BEI HAUTAUSSCHLÄGEN.

119

Frauenleiden

Zu den frauenspezifischen Unpäßlichkeiten gehören Menstruationsbeschwerden, die bei fast allen Frauen irgendwann einmal auftreten. Dabei kann es auch zu Spannungen in der Brust, allgemeinem Unwohlsein und Schwellungen kommen. Auch während der Schwangerschaft leiden viele Frauen an verschiedenen Beschwerden. Hier kann die Reflexzonentherapie helfen.

BRUSTPROBLEME

Viele Beschwerden in der Brust werden durch Hormonschwankungen verursacht, kleine Schwellungen können auch auf eine Brustdrüsenentzündung hindeuten. Sicherheitshalber sollte in jedem Fall ein Arzt aufgesucht werden. Alltägliche Beschwerden kann die Reflexzonentherapie lindern.

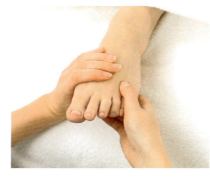

GB-42-PUNKT

HINWEIS

DI-4 während der Schwangerschaft nicht behandeln. Durch seine Verbindung zum Dreifacherwärmer kann er Wehen auslösen.

Arbeitsbereiche

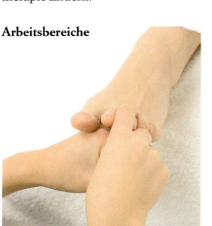

BRUSTZONE

An den Beinen behandeln Sie den Punkt GB-42 am Gallenblasen-Meridian (an der Fußspitze zwischen viertem und kleinem Zeh) bei Brustdrüsenentzündung und Beschwerden in den Achselhöhlen.

An den Ohren kann der endokrine Punkt (an der vorderen Falte der unteren Koncha) behandelt werden.

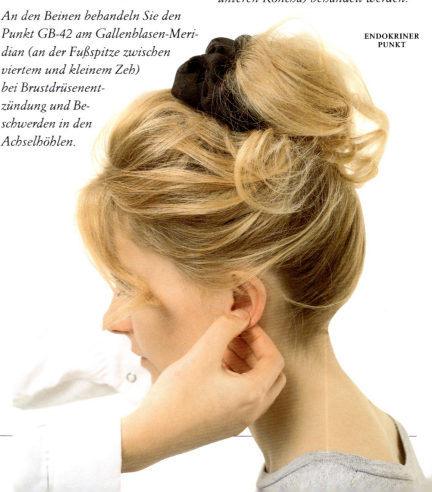

ENDOKRINER PUNKT

Bearbeiten Sie die Bereiche der Achselhöhlen, der Brust und der oberen Lymphwege zwischen dem zweiten und dritten Zeh.

Der Dickdarmpunkt DI-4 zwischen Daumen und Zeigefinger eignet sich zur Behandlung der Schulterzone.

SPEZIELLE PROBLEMBEREICHE

MENSTRUATIONS-BESCHWERDEN

Hierzu gehören Amenorrhoea (spärliche oder ganz ausbleibende Regelblutung), Dysmenorrhoea (schmerzhafte Periode), prämenstruelle Syndrome (PMS) und Entzündungen im Beckenbereich. In der Menopause kann es durch Hormonschwankungen zu Hitzewallungen, trockener Scheide und Stimmungsschwankungen kommen. Die Reflexzonentherapie kann bei diesen Problemen eine tiefe Muskelentspannung bringen, schnell Schmerzen lindern und auf lange Sicht den Hormonspiegel normalisieren. Gymnastik und Diät sind ebenfalls wichtig.

HINWEIS
Vermeiden Sie den Punkt MI-6 während der Schwangerschaft.

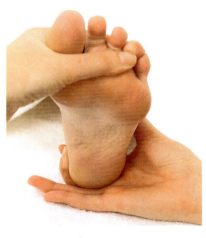

GEBÄRMUTTERZONE

ERNÄHRUNGSHINWEIS

Eine sehr fettreiche Ernährung erhöht den Östrogenspiegel, denn Östrogen wird teilweise aus Fett und Cholesterol gewonnen. Einfach ungesättigte Fette wie Olivenöl eignen sich gut zur Anhebung der Östrogene. Nachtkerzenöl und Starfloweröl und eine kohlenhydratreiche Ernährung sind empfehlenswert bei PMS. Produkte aus Sojabohnen und Leinsamen enthalten östrogenähnliche Substanzen und können Beschwerden im Klimakterium lindern. Frauen sollten in der Menopause auf ausreichende Zufuhr von Kalzium, Magnesium und Bor in der Nahrung achten. Grünes Gemüse wie Brokkoli und grüne Bohnen enthalten Kalzium, Nüsse wie auch Äpfel sind reich an Magnesium und Bor.

Arbeitsbereiche

Wichtig sind der Fortpflanzungsbereich und die endokrine Zone. Bei Entzündungen den Nebennierenpunkt bearbeiten; er unterstützt die Absonderung von Flüssigkeit und hilft gegen Schwellungen.

Der Dickdarmpunkt DI-4 zwischen Daumen und Zeigefinger lindert Schleim in der Gebärmutter.

Der Milzmeridian-Punkt MI-1 an den Beinen lindert Krämpfe in der Gebärmutter. Die Punkte MI-6 und MI-9 (an der Innenseite von Fuß und Bein) tragen zu einer regelmäßigen Menstruation bei.

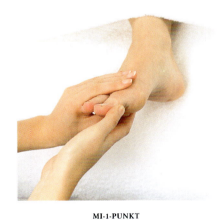

MI-1-PUNKT

EILEITER- UND GEHIRNZONE

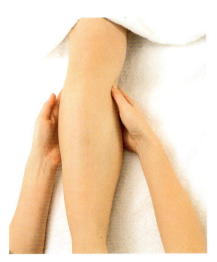

MI-9-PUNKT

121

SCHWANGERSCHAFT UND WEHEN

Eine kontinuierliche Behandlung mit Reflexzonentherapie trägt zu einer problemlosen Schwangerschaft bei, dennoch sollten die Routineuntersuchungen beim Arzt fortgesetzt werden. Durch regelmäßige Therapie werden kleinere Beschwerden gelindert, die durch die vielen Veränderungen im Körper in der Schwangerschaft auftreten können. Dazu gehören unter anderem Übelkeit am Morgen, Verstopfung, Rückenschmerzen, Gefühlsschwankungen und daraus resultierende Kopfschmerzen oder Ängste. Oft hilft die Behandlung auch, Bluthochdruck zu vermeiden und insgesamt über mehr Energie zu verfügen. Für Frauen, die eine natürliche Geburt planen, ist die Reflexzonentherapie hervorragend geeignet, denn sie unterstützt die Lockerung und Dehnung der Muskeln in der Gebärmutterwand.

Schon 1917 hat Dr. Fitzgerald Druckmassage für eine schmerzlose Geburt empfohlen. Er hielt die zonale Drucktechnik für einen wahren Segen für die Frauen und entwickelte verschiedene Griffe für die Hände als Ergänzung der Fußmassage. Zur Erleichterung der Nachgeburt und gegen die der Geburt folgende Schwäche soll der Punkt MI-1 behandelt werden.

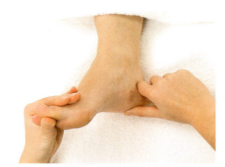

SPINALBEREICH

Arbeitsbereiche

SCHWANGERSCHAFT

Bei Schmerzen und Empfindlichkeit im unteren Rücken bearbeiten Sie die Zonen der Wirbelsäule und der Hüft- und Beckenmuskulatur.

Der Lungenmeridianpunkt LU-8 an den Armen (direkt oberhalb des Handgelenks auf der Daumenseite) und der Perikardpunkt PE-6 (zwei Daumen breit über dem Handgelenk in der Mitte der Innenseite des Oberarms) helfen bei Erbrechen und bei Übelkeit und Schwäche am Morgen.

> **HINWEIS**
> Die Punkte DI-4, MI-6 und BL-60 in der Schwangerschaft nicht behandeln, denn sie können frühzeitig Wehen und Fehlgeburten auslösen.

> **HINWEIS**
> Der Dickdarmpunkt DI-4 kann ab der 38. Woche unbedenklich behandelt werden.

WEHEN

Der Dickdarmpunkt DI-4 an den Händen (an der Haut zwischen Daumen und Zeigefinger) lindert Gebärmutterkrämpfe.

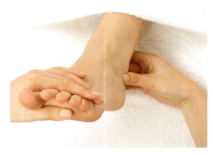

BL-60-PUNKT

Der Blasenmeridian-Punkt BL-60 an den Beinen (rund um den äußeren Fußknöchel) hilft nicht nur bei Rückenschmerzen, sondern unterstützt auch den Geburtsvorgang. Der Milzmeridian-Punkt MI-6 (vier Finger breit über dem Schienbeinansatz am hinteren Rand) lindert Schmerzen in der Gebärmutter und wirkt beruhigend. Bearbeiten Sie diesen Bereich zwischen den einzelnen Wehen. Bei Brustdrüsenentzündung eignet sich der Gallenblasenpunkt GB-42 (an der Fußspitze in der Furche zwischen dem vierten und kleinen Zehenknochen).

An den Ohren sind die Punkte an der Ohrenspitze und am unteren Teil des hervortretenden Knorpels hilfreich bei Brustdrüsenentzündung (Mastitis).

Der Gallenblasenpunkt GB-21 an der Schulter (in der Vertiefung der Schultern) ist gut geeignet für die Austreibungsphase und für einen leichten Abgang der Nachgeburt.

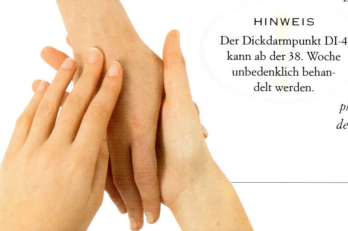

DEN HANDRÜCKEN STREICHEN

SPEZIELLE PROBLEMBEREICHE

Prostatabeschwerden

Eine Störung der Prostatatätigkeit zeigt sich unter anderem in häufigem oder schmerzendem Wasserlassen, verlangsamtem oder gepreßtem Urinfluß, manchmal auch in leichtem Fieber, Beschwerden im Bauchraum und unfreiwilligem Urinabgang. Die Reflexzonentherapie strebt eine Linderung von Krämpfen der Blasenmuskulatur, eine Entspannung der Schließmuskeln und eine Verbesserung der Nervenimpulse in diesem Bereich an.

Arbeitsbereiche

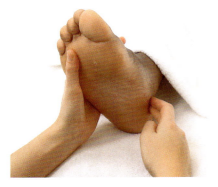

PROSTATAZONE

Bearbeiten Sie den Prostatapunkt und den dazugehörigen Blasen- und Mastdarmpunkt. Die Nebennierenzonen eignen sich zur Behandlung von Entzündungen.

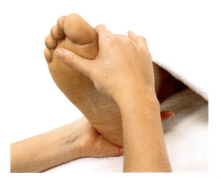

PROSTATA-ROTATION

Rotation der Prostata-Reflexzone lindert Schmerzen im Dammbereich und hilft bei Prostetabeschwerden.

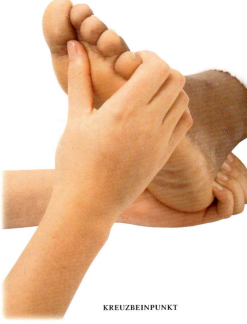

KREUZBEINPUNKT

Die Punkte der Wirbelsäule, besonders des Kreuzbeinbereichs, aktivieren den Schließmuskel.

Bearbeiten Sie den Mastdarmpunkt zur Stimulierung von Dickdarmende und Afterbereichs. Das wirkt unfreiwilligen Stuhlabgang entgegen und läßt inneren Druck auf die Prostatadrüse abklingen.

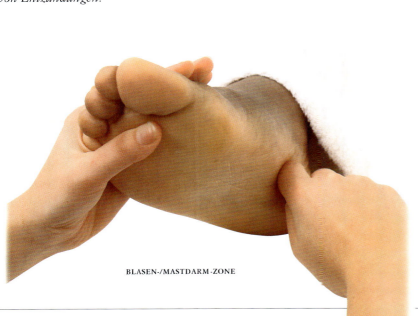

BLASEN-/MASTDARM-ZONE

123

Senioren

Im Alter verlieren die inneren Organe ihre Elastizität, und die Blutgefäße neigen dazu, dicker und brüchiger zu werden. Daraus folgt eine schlechtere Blutzirkulation zu wichtigen Organen wie Herz und Gehirn und eine große Kälteempfindlichkeit. Gelenke und Bänder verlieren an Elastizität, und viele ältere Menschen leiden an Rheumatismus und Arthritis.

Arbeitsbereiche
Die Behandlung der Hände und Ohren trägt zum allgemeinen Wohlbefinden bei. Es gibt viele Übungen für Hände und Füße, die die Beweglichkeit erhalten (siehe Seiten 74–75).

Die Zonen der Schilddrüse und Nebenschilddrüse nutzen bei Knochenbeschwerden. Die Behandlung des Nebennierenpunkts lindert Entzündungen.

In China empfehlen viele Hundertjährige gesunde Ernährung, Atemübungen und innere Ruhe und Gelassenheit. Jetzt werden zwei der uralten Übungstechniken, Tai Chi und Qigong, auch im Westen praktiziert und erfreuen sich zunehmender Beliebtheit. Diese sanften Übungsformen eignen sich für alle Altersgruppen und gelten weitgehend als lebensverlängernd und hilfreich zur Linderung und Abwehr von altersbedingten Krankheiten.

Die Reflexzonentherapie bearbeitet den ganzen Körper und vermittelt ein Gefühl der Entspannung und des Wohlbefindens. Viele hartnäckige Beschwerden wie Arthritis oder Rheumatismus können durch die Behandlung gelindert werden. Außerdem wird die Widerstandskraft des Körpers bei der Abwehr von Krankheiten gestärkt. Auch die Gelenke werden beweglicher, und durch die Stimulierung der Nervenbahnen verbessert sich die Blutzirkulation.

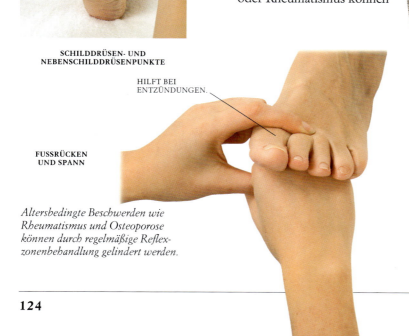

SCHILDDRÜSEN- UND NEBENSCHILDDRÜSENPUNKTE

HILFT BEI ENTZÜNDUNGEN.

FUSSRÜCKEN UND SPANN

Altersbedingte Beschwerden wie Rheumatismus und Osteoporose können durch regelmäßige Reflexzonenbehandlung gelindert werden.

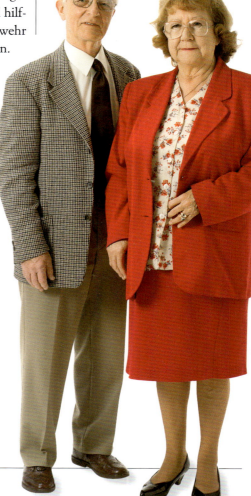

SPEZIELLE PROBLEMBEREICHE

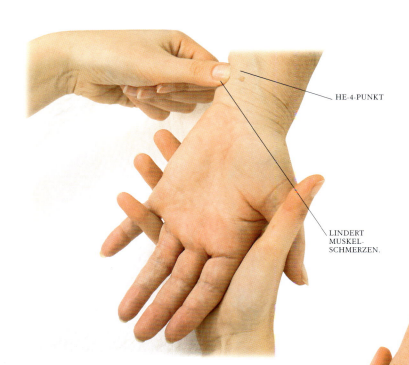

An den Händen ist der Herzmeridian-Punkt HE-4 (zwei Finger breit über dem Handgelenk an der Ellenbogenseite) bei Muskelschmerzen zwischen Handgelenk und Ellenbogen hilfreich. Die Dreifacherwärmerpunkte DE-1 (am äußeren Nagelbettansatz des Ringfingers) und DE-5 (zwei Daumen breit über dem Handgelenk) eignen sich gut bei Arthritis im Oberkörper und in den Schultern.

HE-4-PUNKT — LINDERT MUSKELSCHMERZEN.

HE-4-PUNKT

DE-5-PUNKT

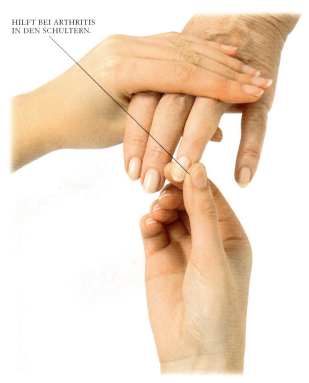

HILFT BEI ARTHRITIS IN DEN SCHULTERN.

DE-1-PUNKT (RINGFINGER)

ERNÄHRUNGSHINWEISE

Im Alter vermindert sich oft die Produktion der Verdauungsenzyme, deshalb sollte man auf natürliche, leicht verdauliche Lebensmittel wie Fisch und ballastreiche Vollkornprodukte zurückgreifen. Kalziumreiche Lebensmittel wie zum Beispiel grünes Blattgemüse und Brokkoli, Nüsse, Früchte und fetthaltiger Fisch tragen zur Verhütung von Osteoporose bei, während viel Salz und Kaffee den Knochen Kalzium entziehen.

REFLEXZONENTHERAPIE

Der Besuch beim Reflexzonentherapeuten

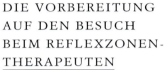

Gehen Sie von Zeit zu Zeit zu einem professionellen Reflexzonentherapeuten.

Auch wenn sich viele Beschwerden durch Eigenbehandlung verbessern können, gibt es Fälle, die man besser professionell behandeln läßt.

DIE WAHL DES THERAPEUTEN

Die Frage: »Wie finde ich einen qualifizierten Therapeuten?« wird oft gestellt. Die Gesundheitsbehörde oder der Verband für physikalische Therapie geben folgende Empfehlung: Prüfen Sie, ob der Therapeut einer der bekannten Organisationen angehört (siehe Seite 141), die unabhängig von einem Ausbildungsinstitut oder einer Schule sind, und ob hinter dem Namen des Therapeuten in Abkürzungen ein Hinweis auf seine Ausbildungsstätte gegeben wird. Einige Schulen stellen eigene Zertifikate aus, die aber nicht allgemein anerkannt werden.

Die anerkannten Verbände geben normalerweise bestimmte Richtlinien vor, nach denen in der Praxis vorgegangen wird, und sie empfehlen auch Reflexzonentherapeuten, die versiert in der Behandlung der unterschiedlichen Beschwerden sind.

Gute Therapeuten hängen ihre Zertifikate und Ausbildungsnachweise in der Praxis aus und geben Auskunft über ihre Ausbildung.

WIEVIEL KOSTET EINE THERAPIE?

Eine häufig gestellte Frage lautet: »Wieviel darf eine Sitzung kosten?«. Wenn Sie den Reflexzonentherapeuten in seiner Praxis oder in einem Krankenhaus aufsuchen, beträgt der Preis derzeit zwischen DM 80,– und 100,– pro Sitzung. Diese Preisangabe ist unverbindlich und kann sich in Massagepraxen oder Schönheitssalons auch verdoppeln, weil die Unkosten dort höher sind.

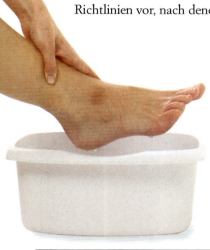

Vor einer Sitzung bei einem Reflexzonentherapeuten sollten Sie ein warmes Fußbad mit einigen Tropfen Teebaumöl nehmen.

DIE VORBEREITUNG AUF DEN BESUCH BEIM REFLEXZONENTHERAPEUTEN

Bevor Sie zu einer Sitzung gehen, sollten Sie erst Ihre Füße überprüfen, um festzustellen, ob der Therapeut alle Bereiche bearbeiten kann. Gerötete oder offene Stellen zwischen den Zehen könnten durch Fußpilz verursacht sein. Um hier vorzubeugen, nehmen Sie ein warmes Fußbad mit einigen Tropfen Teebaumöl, das wirkt antifungal. Nach dem Fußbad trocknen Sie sich zwischen den Zehen gut ab und tragen ein wenig Fußpuder auf. Bestimmte Schuhe, vor allem Turnschuhe, können Fußpilz verschlimmern, da die Füße in diesen Schuhen oft feucht sind. In Schuhen aus natürlichen Materalien dagegen können die Füße atmen. Benützen Sie immer nur Ihr eigenes Handtuch, und wechseln Sie täglich Socken oder Strümpfe als zusätzliche Vorsichtsmaßnahme.

Starker Fußschweiß ist kein Grund, sich zu schämen. Übermäßiges Schwitzen an Füßen und Händen tritt häufig auf, wenn der Sympathikus (siehe Seite 20–21) überaktiv ist.

126

DIE UNTERSUCHUNG

Sie können damit rechnen, daß Ihnen der Therapeut verschiedene Fragen stellen wird. Zunächst möchte er etwas über Ihre Lebensweise erfahren. Dazu gehören Fragen nach Ernährungsgewohnheiten, Rauchen, Tee-, Kaffee- und Alkoholkonsum, körperlichen Übungen, Schlafverhalten, Allgemeinzustand, möglichen Allergien, Gemütsverfassung, Streßbelastung, Blutdruck, Verletzungen und Operationen. Wenn Sie bestimmte Beschwerden haben, die behandelt werden sollen, muß der Therapeut beurteilen können, ob sie akuter oder chronischer Natur sind oder ob es sich um vererbte Krankheiten handelt.

Ihre Füße und Hände werden gründlich untersucht, alle Unregelmäßigkeiten oder Auffälligkeiten können ein Hinweis auf Ungleichgewichte in dem jeweiligen Bereich sein. Wenn Sie Schmerzen haben, wird Sie der Therapeut über die Art, die Lage und den Grad der Schmerzen befragen und die Beweglichkeit der Hand- und Fußgelenke feststellen.

Man sollte aber wissen, daß der Befund eines Reflexzonentherapeuten nicht eine endgültige medizinische Diagnose ist.

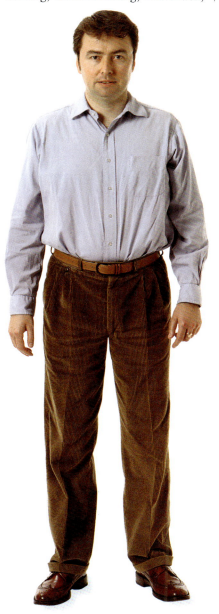

EINE FALLGESCHICHTE

Durch große Arbeitsüberlastung und Streß litt Ralph an depressiven Verstimmungen und schlaflosen Nächten. Er fühlte sich ständig ausgelaugt und spürte keine Freude mehr am Leben. Die Medikamente, die er von seinem Arzt erhalten hatte, zeigten kaum positive Wirkung, also beschloß er, eine qualifizierte Reflexzonentherapeutin aufzusuchen, um seine Beschwerden aus einer ganzheitlichen Richtung anzugehen. Vor der Behandlung sprach die Therapeutin ausführlich mit ihm über seine Vorgeschichte und seinen Lebensstil. Nach einer Behandlung über einen Zeitraum von vier Wochen, mit Schwerpunkt auf bestimmten Bereichen, die Entspannung und Gelassenheit förderten, berichtete Ralph, daß er sich allmählich befreit fühlte und zu einer positiveren Lebenseinstellung zurückfand. Er sucht nun seine Reflexzonentherapeutin regelmäßig einmal monatlich zu einer Sitzung auf.

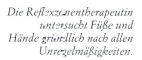

Bei Ralph hat sich eine depressive Verstimmung nach einer vierwöchigen Behandlung durch eine Reflexzonentherapeutin gelöst.

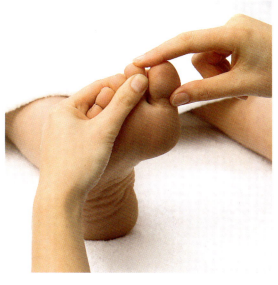

Die Reflexzonentherapeutin untersucht Füße und Hände gründlich nach allen Unregelmäßigkeiten.

DIE BEHANDLUNG

Die erste Reflexzonenbehandlung dauert normalerweise über eine Stunde, damit der Therapeut ausreichend Zeit hat, Sie nach Ihrem Leben und Gesundheitszustand zu befragen. Die folgenden Sitzungen dauern etwa 30–50 Minuten, je nach Therapeut.

Die meisten Reflexzonentherapeuten arbeiten an den Füßen, sie sollten aber auch Hände oder Ohren einbeziehen können, wenn aus irgendeinem Grund die Behandlung der Füße schwierig ist. Hände und Ohren eignen sich auch als unterstützende Behandlungsbereiche. Besondere »Kreuzreflexzonen« können ebenfalls zur Anwendung kommen, wenn Druckausübung auf die betreffende Stelle behindert ist. Diese Zonen betreffen Körperbereiche, die mit den ursprünglichen Stellen in anatomischer oder physiologischer Verbindung stehen.

Viele Menschen sind überrascht, daß die Behandlung nicht kitzelt und sie sich sofort entspannen können. Manchmal fühlt sich die behandelte Stelle warm an oder es treten Nervenreaktionen auf (zum Beispiel ein elektrisierendes Gefühl in Armen oder Beinen). Wenn sich eine empfindliche Stelle zeigt, kann der Reflexzonentherapeut diese während der Sitzung mehrere Male bearbeiten. Jede Bearbeitungsrunde sollte weniger schmerzen. Bei der zweiten Behandlung hat die Stauung in diesem überempfindlichen Bereich begonnen, sich aufzulösen.

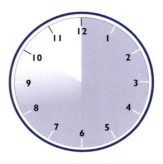

Eine Sitzung bei einem Reflexzonentherapeuten kann 30–50 Minuten dauern, je nach den Bedürfnissen des Patienten.

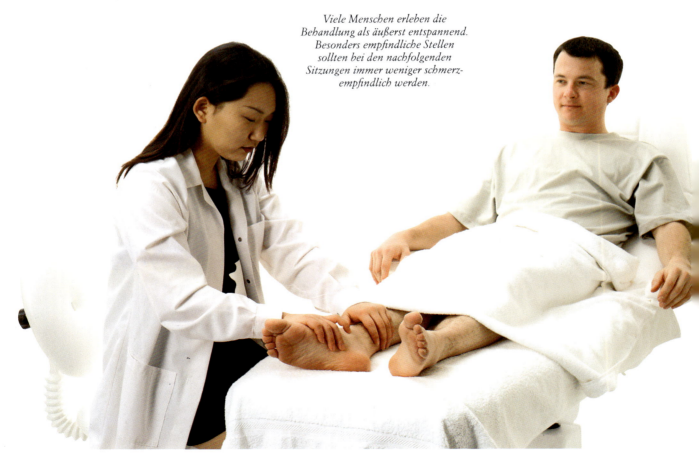

Viele Menschen erleben die Behandlung als äußerst entspannend. Besonders empfindliche Stellen sollten bei den nachfolgenden Sitzungen immer weniger schmerzempfindlich werden.

DIE WIRKUNG DER BEHANDLUNG

Am Ende der Sitzung fühlt sich der ganze Körper wohlig warm an, Sie können sich auch ganz leicht und oft völlig schmerzfrei fühlen. In psychologischer Hinsicht kann die Behandlung ein euphorisches Gefühl oder einen völlig entspannten Zustand auslösen. Diese Wirkung hält möglicherweise nicht bis zur nächsten Sitzung an, aber chronische Symptome zeigen sich oft weniger intensiv, und im Laufe der folgenden Behandlungen verlängert sich der Zeitraum des Wohlbefindens, so daß die Beschwerden nach und nach ganz verschwinden.

Man kann im voraus nicht festsetzen, wieviele Sitzungen nötig sein werden, denn jeder Mensch und jede Krankheit sind individuell verschieden. Bei den meisten verbessert sich der Zustand nach drei bis sechs Sitzungen ganz erheblich, manchmal tritt auch schon nach einer Behandlung Beschwerdefreiheit ein. In einzelnen Fällen wird den Patienten auch gezeigt, wie sie sich zwischen den einzelnen Sitzungen selbst behandeln können, dadurch bleibt die heilende Stimulierung erhalten.

Nach den ersten Besuchen vergrößern sich die Sitzungsintervalle vermutlich von einmal wöchentlich auf eine Sitzung monatlich.

REAKTIONEN AUF DIE BEHANDLUNG

Nach der Sitzung tritt normalerweise eine Reaktion auf, dies könnte zum Beispiel erhöhte Darmtätigkeit oder Wasserlassen sein. Auch Druck im Kopf oder Muskelkater sind möglich. Diese Symptome werden durch freiwerdende Giftstoffe verursacht und können durch erhöhte Trinkwasserzufuhr behoben werden. Bei einigen Menschen zeigen sich möglicherweise vorübergehende Hautausschläge oder Akne.

Auch emotionale Reaktionen können sich auf verschiedene Weise äußern, zum Beispiel in Unruhe, Ärger, Ängsten, Traurigkeit oder Übermut. Alle diese Erscheinungen sind wichtig zur Auflösung der Blockaden im Körper und können sich in den ersten 24 Stunden nach der Sitzung verstärken. Wenn sich die Symptome nach diesem Zeitraum aber weiter verschlimmern, sollten Sie sich mit Ihrem Therapeuten in Verbindung setzen. In manchen Büchern wird zwar häufig auf eine »Erstverschlimmerung« hingewiesen, aber nicht in der Reflexzonentherapie. Der positive Effekt zeigt sich oft schnell.

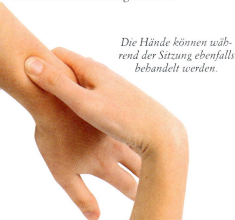

Die Hände können während der Sitzung ebenfalls behandelt werden.

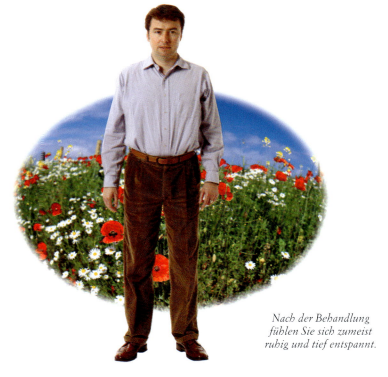

Nach der Behandlung fühlen Sie sich zumeist ruhig und tief entspannt.

ANHANG 1

Reflexzonenkarten

REFLEXZONEN DER FÜSSE: FUSSSOHLEN

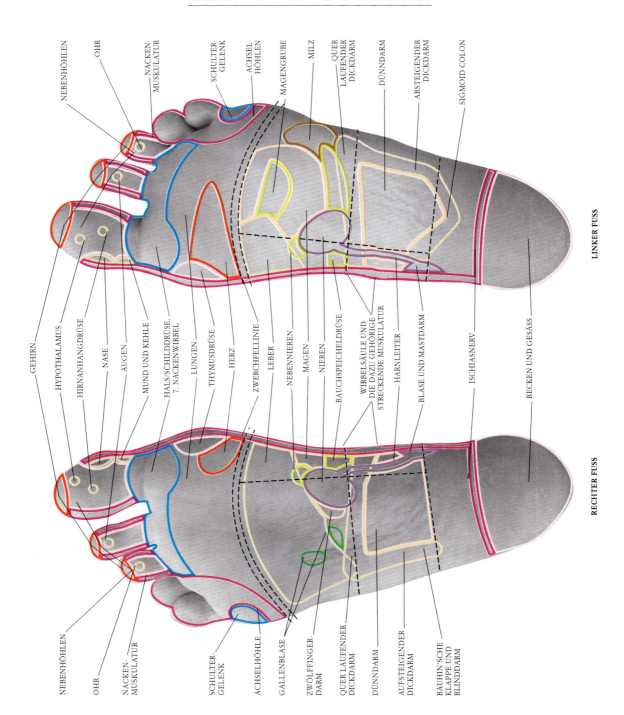

ANHANG 1 · REFLEXZONENKARTEN

REFLEXZONEN DER FÜSSE: FUSSRÜCKEN

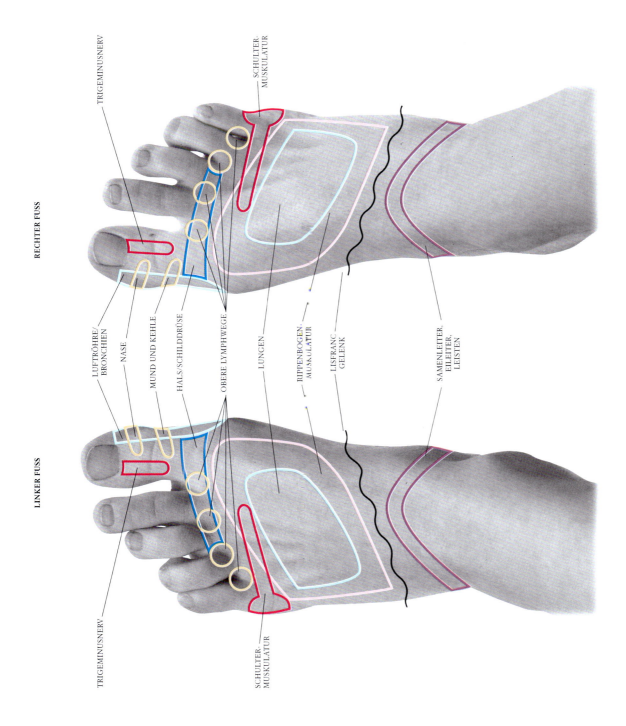

131

REFLEXZONEN DER FÜSSE: AUSSEN- UND INNENSEITE DES FUSSES

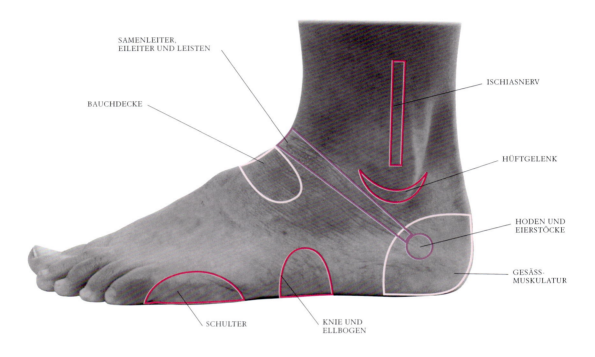
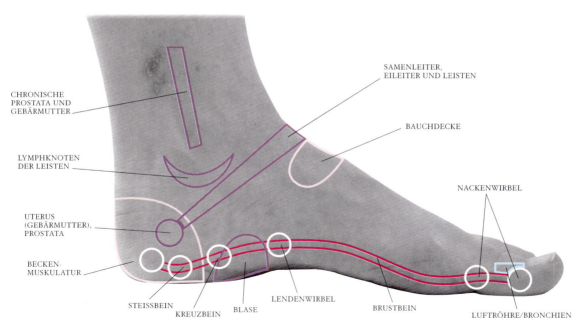

ANHANG 1 • REFLEXZONENKARTEN

REFLEXZONEN DER HÄNDE IN DER HANDINNENFLÄCHE

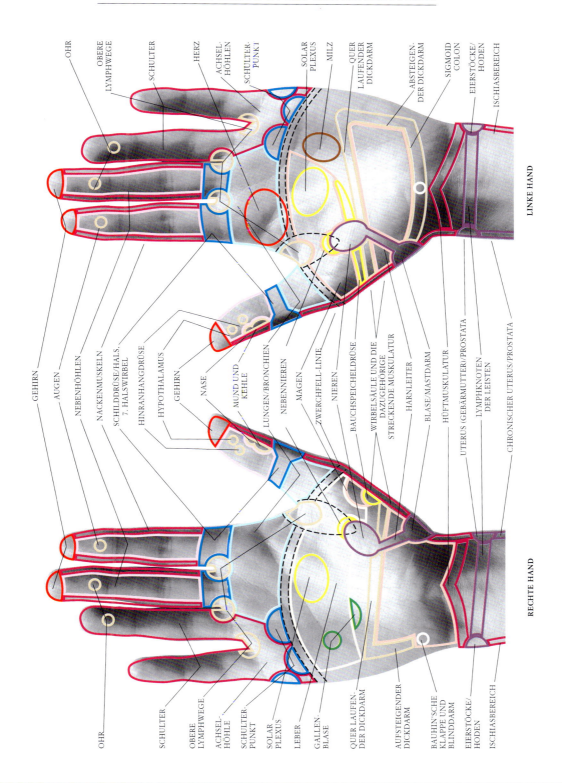

133

REFLEXZONEN DER HÄNDE: HANDRÜCKEN

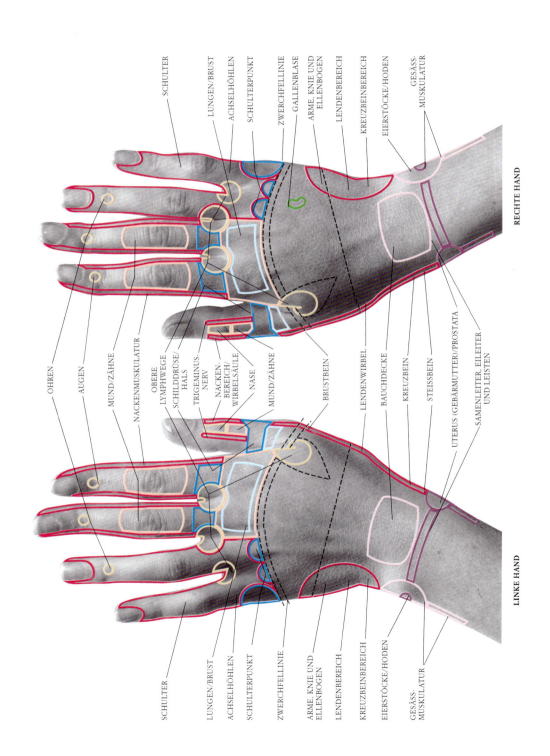

ANHANG 1 • REFLEXZONENKARTEN

REFLEXZONEN DES OHRS

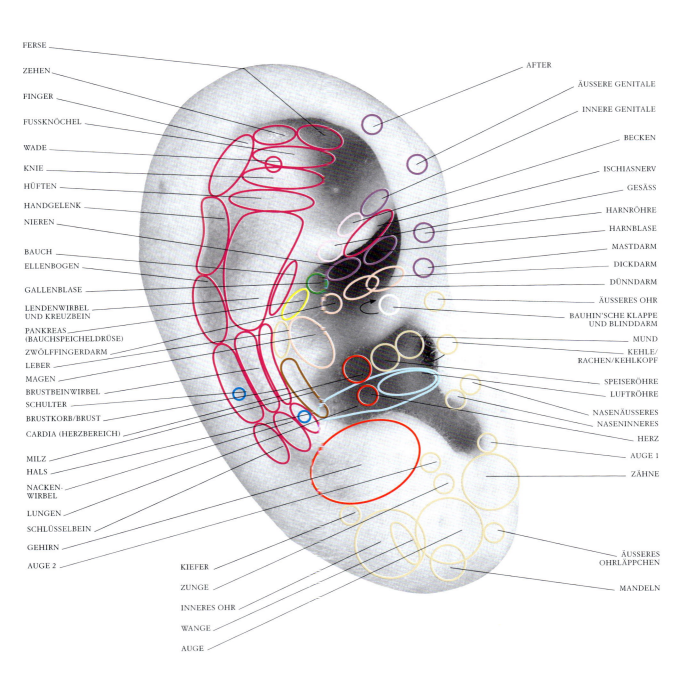

135

ANHANG 2
Die chinesischen Meridiane

YIN-MERIDIANE DES BEINS

ERLÄUTERUNG

MI-1 großer Zeh, äußerer Nagelbettwinkel
MI-2 großer Zeh, in der Mitte des Mittelknochens
MI-3 am unteren Ende des ersten Gelenks der Metatarsalen – die innere Fußwölbung im Fußvorderbereich
MI-4 am seitlichen Ende des ersten unteren Fußknochens
MI-5 in der Vertiefung vor dem inneren Fußknöchel
MI-6 4 fingerbreit über dem inneren Fußknöchel, direkt hinter dem Schienbein
MI-9 in der Vertiefung unter dem Schienbeinkopf
LE-2 am Hautansatz zwischen großem und zweitem Zeh
LE-3 in der Furche zwischen großem und zweitem Zeh
NI-1 in der Mitte der Falte direkt hinter dem Fußballen
NI-2 am Innenfuß direkt vor dem Knöchel

(*Siehe auch* Der Aufbau des Fußes und der Hand, *Seite 45*)

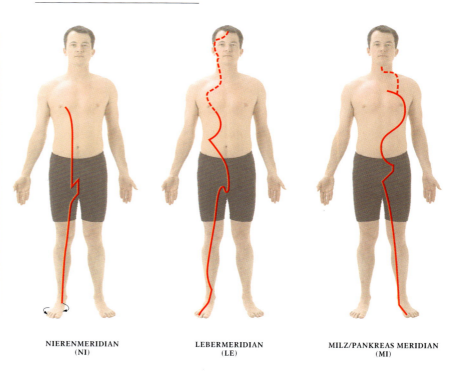

NIERENMERIDIAN (NI)   LEBERMERIDIAN (LE)   MILZ/PANKREAS MERIDIAN (MI)

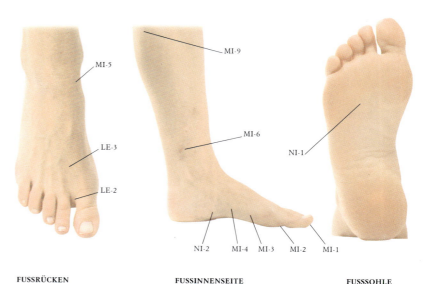

FUSSRÜCKEN   FUSSINNENSEITE   FUSSSOHLE

ANHANG 2 • DIE CHINESISCHEN MERIDIANE

YANG-MERIDIANE DES BEINS

ERLÄUTERUNG

MA-35 seitlich der Kniescheibe

MA-36 vier fingerbreit unter der Kniescheibe an der Außenseite des Schienbeins

MA-39 in der Mitte des Unterschenkels

MA-40 sechs fingerbreit unter dem Knie zwischen Schienbein und Wadenbein

MA-44 an der Fußspitze in der Haut zwischen zweitem und drittem Zeh

MA-45 am Ansatz des Nagelbetts am zweiten Zeh

BL-60 um den äußeren Fußknöchel herum

BL-63 am äußeren Fußrand direkt unter dem Knöchel

BL-66 am ersten Knochen des kleinen Zehs

GB-14 fingerbreit über der Mittellinie der beiden Augenbrauen

GB-37 5 daumenbreit über dem äußeren Fußknöchel am Unterschenkel vor dem Wadenbein

GB-41 in der Furche zwischen dem vierten und fünften Zeh, so weit nach oben wie man zwischen die Knochen gelangen kann

GB-42 an der Fußspitze in der Furche zwischen dem vierten und fünften Zeh

GB-44 am äußeren Rand des Nagelbetts des vierten Zehs

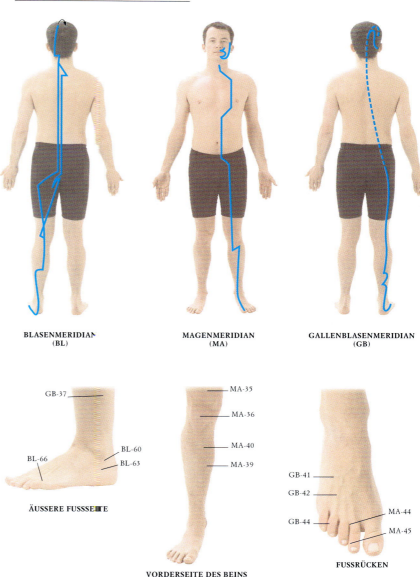

BLASENMERIDIAN (BL) MAGENMERIDIAN (MA) GALLENBLASENMERIDIAN (GB)

ÄUSSERE FUSSSEITE VORDERSEITE DES BEINS FUSSRÜCKEN

VORSICHT

BL-60 nicht in der Schwangerschaft bearbeiten, weil dieser Punkt bei Rückhaltung der Nachgeburt eingesetzt wird.

137

YIN-MERIDIANE AM ARM

ERLÄUTERUNG

LU-8 direkt oberhalb des Handgelenks an der Daumenseite
LU-9 am Handgelenk, Daumenseite
LU-10 2 daumenbreit unter dem Handgelenk am Daumenballen
LU-11 am äußeren Winkel des Nagelbetts am Daumen
HE-4 2 fingerbreit über dem Handgelenk an der Seite des kleinen Fingers, Innenseite des Oberarms
HE-5 daumenbreit über dem Handgelenk
HE-7 (Shenmen) am Handgelenk
HE-8 in einer Linie mit dem Ansatz der Haut zwischen Daumen und Zeigefinger unter dem Zeigefinger und Ringfinger
HE-9 an der Innenseite der Spitze des kleinen Fingers
PE-4 eine handbreit über dem Handgelenk am inneren Oberarm
PE-5 3 Daumembreit oberhalb des Handgelenks
PE-6 2 daumenbreit oberhalb des Handgelenks
PE-7 auf dem Handgelenk
PE-8 Handinnenfläche unter dem Ringfinger und kleinen Finger
PE-9 an der Spitze des Zeigefingers

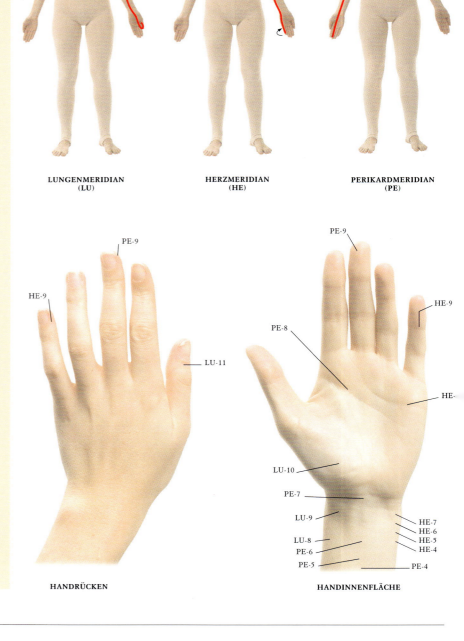

LUNGENMERIDIAN (LU)   HERZMERIDIAN (HE)   PERIKARDMERIDIAN (PE)

HANDRÜCKEN   HANDINNENFLÄCHE

ANHANG 2 • DIE CHINESISCHEN MERIDIANE

YANG-MERIDIANE AM ARM

ERLÄUTERUNG

DI-1 am Nagelbett des Zeigefingers, Daumenseite

DI-2 am Ansatz des ersten Gliedes des Zeigefingers

DI-3 am Zeigefingeransatz, Daumenseite

DI-4 an der Haut zwischen Daumen und Zeigefinger

DI-20 in der Nasenfalte, die sich beim Lächeln zeigt, so nahe wie möglich an der Nase

DE-1 am Nagelbettansatz des Mittelfingers

DE-2 an der Haut zwischen Mittelfinger und Ringfinger

DE-3 am Handrücken zwischen viertem und fünftem Knöchel

DE-4 in der Vertiefung des Handgelenks

DE-5 in der Mitte an der Vorderseite des Oberarms, zwei Daumenbreiten oberhalb des Handgelenks

DE-6 4 daumenbreit oberhalb des Handgelenks

DE-23 am äußeren Ende beider Augenbrauen

DÜ-1 am äußeren Rand des Nagelbetts am kleinen Finger

DÜ-2 am Ansatz des kleinen Fingers, äußerer Rand

DÜ-3 am Knöchel unterhalb des kleinen Fingers, äußerer Rand

DÜ-4 an der Wurzel des fünften Handknochens

DÜ-5 in der Höhlung des Handgelenks

HINWEIS

Der Punkt DI-4 darf in der Schwangerschaft nicht aktiviert werden, während der Wehen ist er aber günstig.

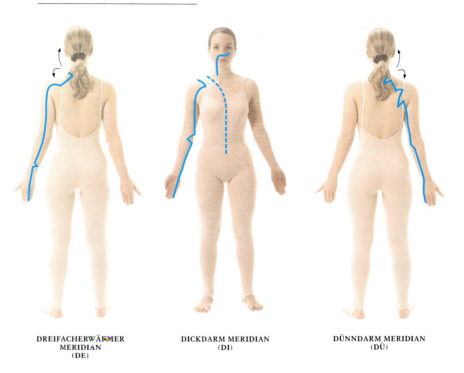

DREIFACHERWÄRMER MERIDIAN (DE)

DICKDARM MERIDIAN (DI)

DÜNNDARM MERIDIAN (DÜ)

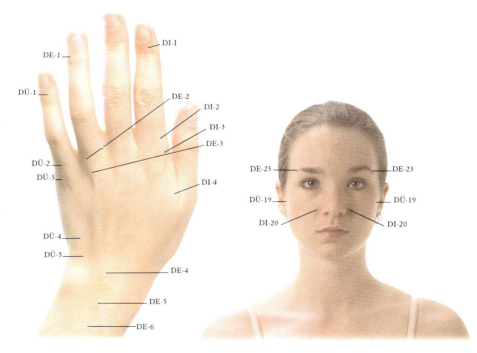

HANDRÜCKEN

GESICHTSPRESSURPUNKTE

139

DAS LENKER- UND DAS KONZEPTIONSGEFÄSS

ERKLÄRUNG

MA-1 am Jochbein unter dem Auge, in einer Linie mit der Pupille
MA-2 direkt unterhalb von MA-1
BL-1 in der Vertiefung direkt oberhalb der inneren Augenwinkel
BL-2 am inneren Ende der beiden Augenbrauen
BL-10 am Haaransatz im Nacken, zwei fingerbreit zu beiden Seiten der Wirbelsäule
GB-1 an den äußeren Augenwinkeln
GB-20 (Fengchi) an beiden Seiten des Nackens über dem Haaransatz
GB-21 in der Vertiefung an den Schultern
LG-26 in der Mitte unter der Nase
LG-20 (Baihui) am höchsten Punkt des Kopfes
LG-19 2 fingerbreit darunter
LG-16 in der Mitte des Nackens, direkt über dem Haaransatz
KG-24 auf der Mitte der Unterlippe

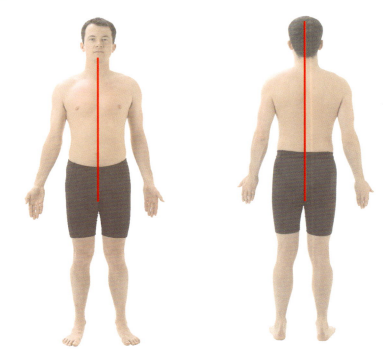

KONZEPTIONSGEFÄSS   LENKERGEFÄSS

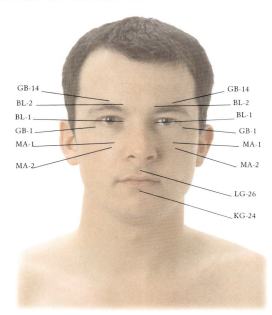

KOPFVORDERSEITE

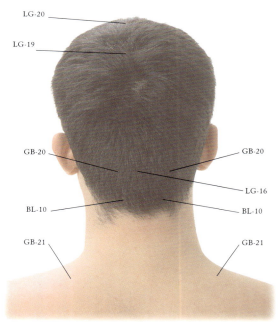

HINTERKOPF

Literaturverzeichnis

BROWN, E.,
Alternative Heilkunde –
Alternative Medizin,
Köln 1999

CRANE, B.,
Reflexology: The Definitive
Practitioner's Manual,
Shaftesbury 1997

DA SILVA, K.,
Gesundheit in unseren
Händen,
München 1991

GILLANDER, A.,
Heilen mit Reflexzonen-
Massage,
Augsburg 1996

HALL, N. M.,
Reflexology – A Way to
Better Health,
London 1988

HALL, N. M.,
Alternative Heilkunde –
Reflexzonentherapie,
Köln 1999

ISSEL, C.,
Reflexology: Art, Science
and History,
Sacramento 1990

SHEALY, N. C.,
Die große Enzyklopädie
der Heilkunde,
Köln 1999

WAGNER, F.,
Reflexzonen-Massage,
München 1998

Nützliche Adressen

SELBSTHILFE BEI
DEPRESSIONEN E.V.

Wermbachstr. 13
63739 Aschaffenburg
Tel. 06021-23626

Verein ist regional auf den
Raum Aschaffenburg
begrenzt. Aus Kosten-
gründen wird kein Info-
material versandt. Bei
Bedarf werden aber bei
Beilage von einem fran-
kierten Rückumschlag
Anschriften von Selbst-
hilfekontaktstellen weitergegeben.

IDH INTERESSEN-
GEMEINSCHAFT
DEUTSCHER HEIL-
PRAKTIKER E.V.

Sternwartstr. 42
40223 Düsseldorf
Tel. 0211-9012729-0
Fax 0211-3982710
Internet: *http://www.freie-*
heilpraktiker.com
E-Mail: *brsfh@t-online.de*

INTERNATIONALER
THERAPEUTENVERBAND
AKUPUNKT-MASSAGE
NACH PENZEL E.V.

Willy-Penzel-Platz 2
37619 Heyen b. Bodenwerder
Tel. 05533-1072, 1073,
Fax 05533-1598

Verschickt werden 2 mal pro
Jahr ein Therapeutenan-
schriftverzeichnis sowie eine
Patienteninformationsschrift.
Diese können in jeder Form
angefordert werden. Büro-
zeiten: Mo–Fr, 8–17 Uhr.
Falls vorhanden, einen C5-
Umschlag mit DM 3,–
frankiert beilegen.

BUND DEUTSCHER
HEILPRAKTIKER

Geschäftsstelle
Südstr. 11
48231 Warendorf
Tel. 02581-61550
Fax 02581-633329, 61508
Internet: *http://bdh-online.de*
E-Mail: *info@bdh-online.de*

ZENTRALVERBAND
DER ÄRZTE FÜR
NATURHEILVER-
FAHREN E.V.

Alfredstr. 21
72250 Freudenstadt
Tel. 07441-2121
Fax 07441-87830
Internet: *http://www.zaen.org*
und *http://www.zaen.de*
E-Mail: *zaen-freudenstadt*
@t-online.de

Auf Anfrage wird eine
Adressenliste der Mitglieder
nach Postleitzahlen
versandt, aus der die Fach-
und Therapierichtungen
hervorgehen. DM 5,– in
Briefmarken sollten der
Anfrage beiliegen.

HUFELANDGE-
SELLSCHAFT FÜR
GESAMTMEDIZIN E.V.

Ortenaustr. 10
76199 Karlsruhe
Tel. 0721-886276, 886277,
Fax 0721-886278

Gesellschaft ist ein Dach-
verband, der ca. 20 000
Ärzte der besonderen

Therapierichtungen vertritt.
Bei Rückumschlag Info über
Adressen der Mitglieder-
verbände, bei denen man
Adressen von
entsprechenden Ärzten
erfragen kann.

DEUTSCHE ÄRZTE-
GESELLSCHAFT FÜR
AKUPUNKTUR E.V.

Würmtalstr. 54
81375 München
Internet:
http://www.daegfa.de
E-Mail: *frz@daegfa.de*

Anfragen nur schriftlich mit
ausreichend frankiertem
Rückumschlag.

CHINESISCHE
NATURHEILKUNDE
AKADEMIE

Hans-Dill-Str. 9
95326 Kulmbach
Tel. 09221-84100,
Fax 09221-877621

Anfragen schriftlich,
Rückporto von DM 2,20
beilegen.

Register

A

A'tatis, Dr. 16
Acetylcholin 23, 82
Achillesfersendehnung 40, 75
Adamus, Dr. 16
Adrenalin 86
Adrenalindrüsen 50, 54, 86
Adrenalindrüsenzone 51, 111
    Allergien 112
    Augenprobleme 93
    Blasenprobleme 105
    Calculi (Steine) 103, 106
    Darmstörungen 101
    Hautprobleme 111
    Prostataprobleme 123
    Pubertät 116
    Rheumatische Schmerzen 81
    Senioren 124
    Verdauungsstörungen 98
Ägypter 10
Ahi Shi Punkte 69
Akne 116
Akupressur 68–69
Akupunktur 16, 17, 23
Akupunkturpunkte 9, 12
Allergien 30, 31, 63, 65, 93,
    110–113, 114
Allergische Rhinitis (Nasen-
    schleimhautentzündung)
    64, 72, 93, 95, 113
Allergischer Schock 114
Alpträume 67, 118
Amenorrhea (Ausbleiben der
    Regelblutung) 121
Aneurysma (krankhafte Aus-
    buchtung einer Arterie) 109
Angina pektoris 109
Ängste, *siehe* Emotionen, Stress
Ankhm'anor 10, 16
Anorexia (Magersucht) 67
Antihelix (gekrümmter Innen-
    rand der Ohrmuschel)
    63, 66, 84, 101
Arhythmie (Herzrhythmus-
    störungen) 109
Arthritis 30, 41, 64, 124
Asthma 65, 74, 94–95, 97
Atmung 26
Atmungsbeschwerden 64, 94–97
Atmungssystem 48–49
Atmungsübungen 88
Augen 68

Augenbereich 70
Augenbrauenpunkt 68, 91, 93
Augenleuchter
Augenprobleme 71, 73, 93
Augenzonen 47, 93
Aurikulare Therapie, *siehe*
    Ohrtherapie
Ausbuchtung (Diverticulitis)
Außenrand
Autonomes Nervensystem
    20–21, 58, 83

B

Babinski-Reflex 19
Babinski, Dr. Joseph Francois
    Felix 16
Baihui Punkt 73, 87, 91
Bänder 58, 81
Bauch, gehen auf dem 41, 53
Bauchschmerzen 65, 66, 67, 103
Bauchschwellung 100, 101
Bauchspeicheldrüsenzone 53
Bauhin'sche Klappe (Blind-
    darmklappe) 73, 87, 91
Bayly, Doreen 16, 17
Beckenentzündung 121
Beckenprobleme 107
Beckenpunkt 105
Bektherev, Vladimir
    Mikahilovitch 16
Benommenheit
Bindehautentzündung 70, 71, 93
Biofeedback 20
Blähungen 99
Blase 54
    Probleme 104–105
    Reflexe 55, 104
Blasenmeridian 137
    BL-1 71, 93
    BL-2 70, 85, 93
    BL-10 73, 92
    BL-60 81, 122
    BL-63 105
    BL-66 105
Blut 60
Blutdruck 65, 67, 81, 84, 108,
    109, 114
Bluthochdruck (Hypertension)
    64, 65, 73, 108, 109, 114, 122
Blutniedrigdruck (Hypotension)
    65, 67, 81, 84, 108
Blutsturz (Hämorrhagie)

Bowers, Dr. Edwin 15, 17
Bressler, Henry Bond 17
British Medical Association (Bri-
    tischer Ärzteverband) 126
Bronchitis (Schleimhautent-
    zündung im Bereich der
    Luftröhrenäste) 96
Brustdrüsenentzündung
    (Mastitis) 120, 122
Brustprobleme 120
Brustzone 56, 120

C

Calculi 102–103, 106–107
Candida (Pilz) 106, 107
Chi, *siehe* Qi
China 11–13, 124
Corticosteroide 94
Cranialnerven 100
Crohn'sche Krankheit 100

D

Darmprobleme 98–103
Darmzone 53
Depressionen 72, 73, 83, 84, 86
Dermatitis 66
Diabetes 66
Dickdarmmeridian 139
    DI-1 81, 92
    DI-3 99
    DI-4 91, 95, 96, 105, 113,
        117, 120, 121, 122
    DI-20 72, 85, 93, 113
Dopamine 82
Dorsale Seite 35, 67
Dreieckige Fossa 63, 65
Dreifacherwärmermeridian
    66, 93, 139
    DE-1 92, 125
    DE-2 92
    DE-3 99, 103
    DE-4 99
    DE-5 125
    DE-6 111, 113, 119
    DE-23 71
Drucktechniken 36–37
Dünndarmmeridian 72, 81,
    91, 92, 139
Durchfall 100, 101, 114
    Allergien 112
    Asthmatiker 95
    Atemwegsinfektionen 96

Darmstörungen 99, 100
    Gallensteine 102
    Kinder 115
    Kopfschmerzen 91
    Kreislaufstörungen 109
    Menstruations-
        beschwerden 121
    Nervenprobleme 85
    Nierensteine 106
    Senioren 125
    Skelettmuskulaturprobleme 80
    Stress 88
    Urogenitale Probleme 105
Dysmenorrhea (schmerzhafte
    Regelblutung) 121
Dyspepsia (Verdauungsstörung)
    98, 99

E

Eierstöcke 56
Eileiter 56
Eileiterzonen 57
Eiweiß 28
Ekzeme 64, 110–111
Emotionen 78–79, 86, 116
Endokriner Punkt 120, 121
Endokrines System 22, 50–51
Endorphine 23, 79, 80
Energie 18
Entspannung 38–43, 86–89
Entzündungen 29, 64, 65,
    105, 124
Epilepsie 72, 85
Epinephron 86
Erbrechen 122
Erkältungen 73, 96, 114
Ernährung 24, 25, 28–31, 114

F

Fengchi 73, 92, 109
Fettleibigkeit 66
Fieber 64, 117, 119
Fingerstrecken und Rotation 41
Fitzgerald, Dr. William 14–15
Flüssigkeit 29
Flüssigkeitsansammlungen
    (Ödeme)
Formtechnik
Fortpflanzungszonen 57
Fortpflanzungsstörungen 107
Fortpflanzungssystem 56–57
Frauenleiden 120–122

Friktion 37–39
Fußknöchellockerung 42
Fußknöchelrotation 40
Fußübungen 74–75

G

Gallenblasenmeridian 93, 137
   GB-1 71, 93
   GB-14 70, 85
   GB-20 92
   GB-21 122
   GB-42 120, 122
Gallenblasenzone 53, 90, 98, 102
Gallensteine 102–103
Ganzheitliche Medizin
Gastritis 99
Gebärmutter (Uterus) 56
Geburt 122
Gefäße 13
Gehirn 58
Gehirnreflex 80, 83, 90, 96
Gehtechnik 37, 41
Geistige Haltung 27
Gelenkentzündung 29
Geruchssinn 72, 93
Geschwüre 99, 114
Gesichtsbehandlung 68-73
Gesichtsneuralgie 91
Gesichtspunkte 69, 137
Gesichtsschmerzen 66
Gesichtszonen 47
Gicht 30
Glaukom 70, 71, 93
Gliederzonen 59
Glukokortikoide 101
Grauer Star 93

H

Hacktechnik 42
Halsentzündung 109, 119
Haltetechniken 34–35
Händeschütteln 34
Handgelenk 109
   Lockerung 42
   Rotation 40
Handübungen 74–75
Harnblasenentzündung
   (Zystitis) 104, 105
Harnleiter 54
Harnleiterzonen 55
Harnröhre 54
Hautprobleme 110-111
Head, Sir Henry 17
Helix (gekrümmter Außenrand
   der Ohrmuschel) 63, 96, 119
Herz 60

Erkrankungen 66, 108-109
Herzbeschwerden 99
   Zonen 61, 108
Herzmeridian 87, 138
   HE-4 81, 109, 125
   HE-6 83
   HE-7 *siehe* Shenmen Punkt
   HE-8 118
   HE-9 109
Herzrhythmusstörungen
Heuschnupfen
Hexenschuß 81
Hippokrates 10, 16
Hirnanhangdrüse
   (Hypophyse) 22, 50, 106
Histamine 31
Hoden 56
Hormone 22, 50-51
Hyperaktivität 114
Hypertension (Bluthochdruck)
   64, 65, 73, 108, 109, 114, 122
Hypotension (Blutniedrig-
   druck) 65, 67, 81, 84, 108
Hypothalamus 22, 50, 106
   Punkt 117
   Zone 51

I

I.S.A.P. 62
Immunsystem 60–61
Ingham, Eunice 15, 16
Inkontinenz (unfreiwilliger
   Harnabgang) 105
Ischias 84
Ischiasbeschwerden 66

J

Juckreiz 64, 111

K

Kehlkopfentzündung 96
Kinder 91, 99, 115-119
Kitzeln 79
Klopftechnik 67, 109
Knettechnik 37, 39
   Probleme 81
   Zonen 81
Knöcheltechnik 42
Kognitive Therapie 27
Koliken 115
Koliken bei Säuglingen 115
Koncha (Ohrmuschel)
   63, 65, 66, 101, 107, 109
Konzeptionsgefäß 13, 69, 72,
   101, 140

Kopfbehandlung 68–73
Kopfbereiche 46-47
Kopfprobleme
Kopfpunkte
Kopfschmerzen 64, 67, 68, 70,
   71, 73, 86, 90–91
Körperfunktionen
Körperhaltung 26
Körperzonen 8, 9
Krämpfe 66, 101
Krebs 60
Kreislaufprobleme 65, 108–109
Kreislaufsystem 60-61
Kreuzbeinzonen 123
Kreuzzonen 128
Kurzsichtigkeit (Myope) 71

L

Lachen 79
Lähmung (Paralyse) 66, 67
Lateral 35
Lebensmittelallergien 30, 31, 114
Leber 52
   Zonen 53, 90, 98, 102,
      108, 110
   Yang 64
Lebermeridian 136
   LE-2 117, 118
   LE-3 91, 117
Lenkergefäß 13, 69, 72, 73, 80,
   85, 87, 140
Luftröhrenpunkt 49
Lungenmeridian 138
   LU-8 122
   LU-9 87, 109
   LU-10 105, 113
   LU-11 95
Lungenzonen 49, 95, 111
Lymphdrüsenkrebs 60
Lymphwege 61
Lymphwegzonen 61

M

Magenmeridian 137
   MA-1 71, 85, 93
   MA-2 71, 85
   MA-35 99
   MA-36 91, 99, 103
   MA-39 99
   MA-40 95
   MA-44 118
   MA-45 118, 119
Magenzone 53
Magenschmerzen 67
Mandelentzündung 119
Männerprobleme 123

Mastitis (Brustdrüsen-
   entzündung) 120, 122
Medial 35, 119
Meditation 20, 86
Melatonin 50
Ménière-Krankheit 65
Menopause 121
Menstruationsbeschwerden
   66, 107, 121
Mentale Störungen 72, 73, 85
Meridiane 9, 12, 13, 18, 23,
   136–141
Migräne 68, 71, 73, 90-91
Milz 60
Milzmeridian 136
   MI-1 121, 122
   MI-2 99, 117
   MI-3 81
   MI-4 109
   MI-5 107
   MI-6 107, 118, 121, 122
   MI-9 107, 121
Milzzone 61, 101
Mittelohrentzündung
   (Otitis media)
Mittelrand
Morgendliche Übelkeit 122
Müde Augen 68, 71
Mundpunkte 72
Mundtrockenheit 72
Muskeln 58

N

Nackenlinie 8
Nackennerven (zervikal) 58
Nackenreflexe (zervikal)
   80, 92, 96, 116
Nägel 32, 33
Nasenbluten 72, 93
Nasenprobleme 70, 93
Nasenpunkte 72
Nässender Hautausschlag
Nebenschilddrüse 50, 103,
   106–107, 116
Nebenschilddrüsenzonen
   51, 117, 124
Nerven 23
Nervenleiden 82-89
Nervensystem 18, 20-21, 58-59
Nervliche Verdauungs-
   störungen 98
Nesselsucht 64
Neurose 64, 67
Neurotransmitter 22-23, 82
Nieren 54
   Zonen 55, 104, 107, 121

Steine 106–107
Nierenmeridian 136
    NI-1 81, 84, 87, 109, 117
    NI-2 105
Niesen 95
Nogier, Dr. Paul 16, 62
Noradrenalin 22, 86
Norephinephron 22, 86
Nullpunkt 64, 84

O

Obere Lymphwege
Ohnmacht 72
Ohrenprobleme 92
Ohrentherapie 13, 16, 17,
    33, 62-67
Ohrenzonen 47
Osteoporose
    (Knochenschwund) 26
Östrogen 56

P

Palpation 36
Palpationstechnik
Pankreas (Bauchspeicheldrüse)
Pankreasmeridian 136
Parasympathikus 20, 21,
    22-23, 79
Parkinson'sche Krankheit 82
Pavlov, Ivan Petrovitch 17
Perikardmeridian 138
    PE-4 109
    PE-5 83
    PE-6 83, 118, 122
    PE-7 87
    PE-8 118
    PE-9 83, 109
Peripheres Nervensystem 58
Peristaltik 52
Pilz 106, 107
Plantarreflex 16, 19
PMS Syndrom
Positive Gedanken 27, 78
Prämenstruelle
    Verspannung 121
Progesteron 56
Progressive
    Muskelentspannung 89
Prostata 56, 104
    Entzündung 65
    Probleme 123
    Zonen 123
    Rotation 123
Proteine 28
Pubertät 116

Q

Qigong 11, 20, 86, 124

R

Rachenentzündung 96
Reflexzonen 18–19
Reibetechnik 37
Reizdarm 100
Rheumatische Arthritis 30, 64
Rheumatische Schmerzen 81
Rheumatismus 65, 124
Rippentechnik 41
Rotationsdruck 36
Rücken 58
    Probleme 65, 72–75, 81, 86
    Schmerzen 81, 122
    Übungen 76-77
Rückenmark 58

S

Samenleiter 56
Samenleiterzone 57
Sanjiao Punkt, *siehe*
    Dreifacherwärmer
Scaphaoid (wannenförmig) 63
Scaphaopide Fossa 63
Schilddrüse 50, 103, 106-107, 116
Schilddrüsenzone 51, 117, 124
Schlaf 22, 23, 50, 79, 82
Schläfenpunkt 68, 91
Schlaflosigkeit 67, 70, 84
Schleimproduktion 48, 112
Schluckauf 64
Schmerzhemmung
Schmerzlinderung
Schock 72
Schulterpunkt 69
Schwangerschaft 30, 81, 91, 95,
    105, 107, 112, 120, 122
Schwellung 107
Schwindel 73
Schwingende Schläge 43
Schwitzen 66, 126
Sehnen 58, 81
Seite zu Seite Entspannung 38
Seitenreibung 39
Selbstheilung 24, 79
Senioren 124-125
Serotonin 23
Shelby–Riley, Dr. Joseph 15, 17
Shenmen Punkt (HE-7)
    65, 68, 83, 87, 91, 109, 113
Shixuan Punkt 83
Sinusitis (Nebenhöhlen-
    entzündung) 72, 93

Skelettmuskulatur, System 58–59
Skelettmuskulatur-
    Probleme 80-81
Sodbrennen 99
Solar Plexus Rotation 43
Somatisches Nervensystem 20
Soor, *siehe* Pilz oder Candida
Spannung 68, 73
Steine (Calculi) 102-103, 106-107
Stress 52, 86–89, 110
Stütztechniken 34–35
Subcortex Punkt 84
Substanz P 23
Sympathikus 20, 21, 66, 101

T

Taillenlinie 8
Taubheit 72, 92
Testosteron 56
Thymusdrüse 60, 97
Thymusdrüsenzone 61, 117
Tiere, Reflexzonentherapie 125
Tinnitus 67, 72
Trigeminusnervenzone 47
Trigeminusneuralgie 70–72, 85
Traditionelle chinesische
    Medizin (T.C.M)
    9, 11–13, 17, 18, 62, 78
Tai Chi 20, 26, 86, 124

U

Übelkeit 99
    Probleme 80, 92
    Punkte 73, 137
    Schmerzen 81
    Steifheit 73
Übersäuerung (Hyperhydrie)
Übungen, körperliche 26
Übungsvorschläge 74–77
Unbewußtheit 72
Untere Lymphbahnen, Zonen
    61, 107
Unterer Rücken, Probleme
    65, 73, 86, 122
Unterer Rücken, Zonen 122
Urogenitale Probleme 66
Urologische Infektion 65
Urologisches System 54–55

V

Vagusnerv 62, 64, 67
    Atemwegsinfektionen 96
    Dreifacherwärmer 66
    Herzbeschwerden 109
    Kinder 116

Ohrenprobleme 92
Reflexzonenbehandlung
    bei Tieren 125
Schlaflosigkeit 84
Verdauungsstörungen 98
Verdauungsschwäche
    98–103, 118
Verdauungsstörungen 67, 98–99
Verdauungssystem 52–53
Verstopfung 72, 100, 101,
    114, 116, 119
Visualisierung 88
Vorstellungskraft

W

Wanderer, *siehe* Vagusnerv
Wasser 29
Wechselnder Druck 36
Wehen 122
Wind 99
Windpunkt 73
Windstrom 64, 111, 113
Wirbelsäulenzonen (spinale) 59,
    81, 83, 85, 91, 96, 101, 123

X

Xerostomie (Trockenheit der
    Mundhöhle) 72

Y

Yang 11
Yang Wie 67
Yang–Meridiane 69, 72, 73,
    137, 139
Yin 11, 12-13
Yin–Meridiane 136, 138
Yoga 20, 86

Z

Zahnen 118, 119
Zahnzonen 118, 119
Zahnschmerzen 66, 71, 72
Zang 78
Zehenstrecken und Rotation 41
Zirbeldrüse 50
Zirbeldrüsenzone 51
Zonentherapie 14–15
Zusätze 30, 114
Zwerchfellentspannung 38
Zwerchfellinie 8, 48
Zwerchfellzone 116
Zystische Brustrdrüsen-
    entzündung (Mastitis) 120
Zystitis (Harnblasen-
    entzündung) 104, 105